〈麻薬〉のすべて

船山信次

講談社現代新書

2097

はじめに

昨今、有名歌手や俳優などが麻薬や覚せい剤を所持・使用したとして逮捕・起訴される事件がたて続きに起き、これらの薬物に対する関心は高くなっている。しかし、麻薬や覚せい剤などについて、一般の人々がどれだけの確かな知識を持っているかというとはなはだあやしいのではなかろうか。

この本を手にとった方の多くは、モルヒネやコカイン、覚せい剤、ＭＤＭＡ、ＬＳＤ、大麻などの名前はどこかで見聞きしたことがあると思う。しかし、これらの薬物を具体的にどういういきさつで人類が手にし、一体、その本質がどういうものかを御存知であろうか。麻薬と覚せい剤、さらには、麻薬と覚せい剤と大麻の違いを説明することができるだろうか。また、これらの薬物のたどってきた歴史をふりかえってごらんになったことがあるだろうか。たとえば、覚せい剤の発祥の地は明治時代の日本である。そして、合成麻薬として報道されているＭＤＭＡは覚せい剤の化学構造を参考としてつくり出されたものである。これらのことを知っている人もむしろまれであろう。

これまでに、麻薬について社会的な側面や人体への影響の面から書かれた本はあるものの、不思議なことに、麻薬そのものの来歴などについて一般の方々向けに平易に書かれた本は見当たらない。そこで、麻薬について博物学的な観点からまとめてみようと思ったのがこの本である。

私たちの中に、麻薬をあたかも「魔薬」とイメージし、単におどろおどろしいものとしてこわがってみたり、あるいは単に面白がったりしている人はいないだろうか。麻薬というと、犯罪に関係したりして、いかにも恐ろしいというイメージが先行しているが、本来、麻薬という語に特別悪い意味があるわけではない。端的にいえば、本来は、薬物のうち、麻酔性と習慣性のある薬物が「麻薬」と分類されただけなのである。実際、この本に述べた薬物の中にも医薬品として応用されたことのあるものは多く、現在でも重要な医薬品として、わが国の医薬品の公定書である「日本薬局方」に収載されているものもある。科学者であり、また随筆家としても知られる寺田寅彦（一八七八〜一九三五）は、晩年の一九三五年八月に浅間山の噴火に遭遇したことを随筆「小爆発二件」に書いている。その随筆の中で「ものをこわがらな過ぎたり、こわがり過ぎたりするのはやさしいが、正当にこわがることはなかなかむつかしい」と述べている。麻薬にも全く同じことが言えるのではなかろうか。

すでに気がついた方も多いだろうが、この本では、表題を『〈麻薬〉のすべて』としていながら、現行法上、麻薬と呼ばれるものの他、覚せい剤や大麻、向精神薬に該当するものについても述べている。実際には、わが国の現行法においては、これらの薬物はそれぞれ区別されていることから、当初、この本の表題には「麻薬」ではなく、「乱用薬物」や「依存性薬物」のような言葉を使うことも考えた。しかし、「麻薬」という言葉はすでにわが国でかなり定着しているし、なかなかに便利かつ、ある種「魅力」のある言葉でもある。

そこで、筆者はこの本において「麻薬」という言葉を避けるよりも、むしろ、読者諸氏に「麻薬」という言葉の意味する範囲をより広いものと理解していただいた方が実際的であろうと判断した。本書を読み進んでいただくと納得していただけると思うが、麻薬や覚せい剤、大麻の区別はもっぱら法律によるものであって、区別に明確な科学的根拠があるわけではない。たとえば、先に、麻薬とは麻酔性のある薬物であることが前提である旨を述べたが、明らかに麻酔性とは関係のないLSDやMDMAも麻薬に指定されている。そして、国際的には、麻薬と覚せい剤、大麻が区別されていない国もある。実際に、英語圏においては、これらをひっくるめて「ドラッグ」と総称されることがある。これまでにも、科学の発展にしたがってその語意が変化した言葉もある。様々なことがらを整理した上でのことであろうが、いずれ「麻薬」の定義も変えられなければならない運命なのかもしれない。以上の事情から、この本では、麻薬や覚せい剤、大麻、その他の何らかの問題をひき起こす可能性のある薬物をひっくるめて「麻薬」という言葉で代表させていただいている。この段、ご了解いただきたい。

ある「もの」が麻薬、あるいは乱用薬物や依存性薬物となるのは、そこに人間が介在するからである。人間が関与しなければ、これらは単なる「もの」にすぎない。そこで、この本では、まず、麻薬とは何かについて解説したのち、代表的な麻薬の歴史を述べ、人類とどのようにして遭遇して今日に至ったか、そしてどのように人間の役にたったか、あるいは、乱用薬物や依存性薬物と称されるようになっていったかを見ていこうと思う。

まさか勘違いされる方はおられまいと思うが念のために書いておく。この本の目的は、決して麻薬の乱用を助長することではない。麻薬をただ面白がったり怖がったりするのではなく、あくまでも、麻薬についての正確な光と影の双方についての知識を持っていただきたいというところに目的がある。そして、当然ながら、この本の著者はいわゆる「麻薬」を正当に活用することはあっても、その乱用はあってはならないことであると考えている。

なお、この本は化学の知識を持たない人にも広く読んでいただきたいことを願い、登場する化合物の化学構造式を一切省き、また化学関係の記述を極力省いた。もし、各化合物に関する、より詳しい化学的情報に興味のある読者は、拙著の『アルカロイド―毒と薬の宝庫』（共立出版）や『毒と薬の科学―毒から見た薬・薬から見た毒』（朝倉書店）などを参照していただきたい。

目次

凡例

一、特に断りのない限り、この本において日本薬局方と出ているのは二〇〇六年（平成一八年）に公布された第十五改正日本薬局方をさす。
二、生薬学領域では生薬の材料となる植物を「基原植物」と書く習慣がある。そこで、この本でもこの言い方を使ったところがある。
三、植物の属する科名については和名のみを示すことにした。属名については、原則として和名のみを示し、和名のないものについては、ラテン名を示してある。
四、化合物名は特別な場合を除き、和名のみを示してある。
五、文献からの引用については基本的に以下のようにする。
（1）単行本については、本文中に（著者名、出版年、必要な場合は掲載頁）を括弧内に示し、巻末の参考文献一覧には、文献名、出版社名、出版年などのより詳しい情報も掲載する。
（2）雑誌論文については、本文中に（著者名、刊行年、必要な場合は掲載頁）を括弧内に示し、巻末の参考文献一覧には、論文表題や雑誌名、巻数（号数）、掲載頁、雑誌刊行年などのより詳しい情報も掲載する。
六、本文中に登場する歴史上の人物や出版物の著者、著名人などの氏名については基本的に敬称を省いている。

七、この本には、「キチガイナスビ」や「気違い水」といった表現があるが、これは、単に、植物や酒の別称など事実関係を示したもので、人権を損なう意図は一切ないことをお断りしておく。読者諸氏の御明察を仰ぐ次第である。

八、この本では、種々の化合物の（薬としての）作用を述べたところもあるが、その記述はあくまでも学問上の知見として述べているものである。よって、これらの記述を鵜呑みにして自己または他人に応用されないように特に注意をうながしたい。化合物の各種治療への応用は、その専門家にゆだねるべきであることも強調しておく。

序章　麻薬に関する基礎知識

麻薬とは何かを説明するのはけっこう難しい。広辞苑第五版（一九九八年）によれば、麻薬は痲薬とも書き「麻酔作用を持ち、常用すると習慣性となって中毒症状を起す物質の総称。阿片・モルヒネ・コカインの類。麻酔剤として医療に使用するが、嗜好的濫用は大きな害があるので法律で規制」とある。

しかし、麻薬を広辞苑にあるように規定すれば、たとえば、合成麻薬として報道されているＭＤＭＡには麻酔作用はないから、麻薬ではないことになる。また、やはり麻薬と指定されているＬＳＤも本質は幻覚薬であって麻酔作用がない。そのため、ＬＳＤを麻薬と指定することはこの定義からすると矛盾がある。この章を読んでいただければ納得していただけようが、実は、現在の状況で、麻薬を矛盾なく定義することはほぼ不可能である。

この章では麻薬についての各論に入る前に知っておいていただきたい基礎知識について述べる。まず、麻薬とは何かということについて述べた後、麻薬と称されるものと人類がいつ、いかに遭遇したか、そして、麻薬への依存やその乱用・中毒について述べ、さらに麻薬の分類や、麻薬に関係する法律について説明していくことにする。

麻薬とは何か

私たちが麻薬として頭に浮かべるものには、阿片や、モルヒネ、ヘロイン、コカイン、ＬＳＤなどがあろう。ある人は覚せい剤や大麻も麻薬ではないのかと疑問を発するかもしれない。また、最近よく話題にのぼる合成麻薬、とくにその一種であるＭＤＭＡとはどんなものかということに興味のある方も多いかと思う。

麻薬の「麻」はもともと痲酔の「痲」の意味合いも持つようだ。痲酔や痲薬の「痲」の字は、しびれることや感覚のなくなることを示し、痲痺の「痲」でもある。だから、麻酔作用がある阿片やモルヒネ、ヘロインなどが麻薬であることには異論はないだろう。しかし、本来、幻覚薬であって、麻酔作用とは関係のないＬＳＤが麻薬に入れられていることは少々奇異に感じられる。また、植物のアサを示す「麻」は本来、广（まだれ）に「𣏟」を入れた「麻」であり、この字は、屋根の下でアサの茎を並べてその繊維をはぎ取る様の会意文字であるという（藤堂明保編、学研漢和大字典、一五四八頁、一九七八年）。しかし、戦後、「痲」の字は当用漢字には入れられなかったため、痲酔や痲薬の「痲」の字に形が似ていて、発音の同じ「麻」の略体の当用漢字「麻」があてられることになった。この本では、このような経緯や時代背景にかかわらず、主に「麻薬」と記載する。

一方、ＬＳＤが麻薬に指定されているならば、阿片や、覚せい剤、大麻も「麻薬及び向精神薬取締法」の対象薬物にはいってもよさそうなものであるが、これらは、この法律とは別の法律、すなわち、それぞれ「あへん法」、「覚せい剤取締法」、および「大麻取締法」で規制されている。その一方、阿片から得られるモルヒネや、モルヒネ由来のヘロイン、覚せい剤の化学構造を参考にして化学合成されたＭＤＭＡ、そして、大麻から得られるＴＨＣ（テトラヒドロカンナビノール）は「麻薬及び向精神薬取締法」によっていずれも麻薬として規制されている。ちなみに、大麻については、広辞苑第五版（一九九八年）の大麻の項においては「アサから製した麻薬」とある。また、同第二版（一九六九年）の麻の項の末尾近くには「インド産のものは麻酔性物質を多く含み麻薬を作る」とある。

このように、麻薬と阿片、覚せい剤、大麻は複雑にからみあっているといえる。要するに、これらの名称は単に法律的なものであって、そこに自然科学的な整合性はみあたらない。いわば、科学的に誰もが納得できる定義はないと言わざるを得ない。各法律の成立過程にはそれぞれの事情があるとしても、これでは「麻薬とは何か」という困惑が深まるばかりであろう。次項でまた述べるが、将来的には、「麻薬」という言葉は残しながらも、その定義としては、麻酔作用うんぬんにはこだわらず、これらの、向精神作用があって、社会的に問題を引き起こしている薬物をひっくるめて「麻薬」と称してしまっていいのではないかと考える。

麻薬は存在するだけでは麻薬ではなく、本来は、単なる「もの」である。そこにヒトが関与して、その「もの」は、はじめて麻薬となる。しかし、様々なものが、ヒトとの関わりにより、場合によって「毒」になり「薬」になるのとは異なり、「麻薬」というものは、ある化合物や物にすでに法律的につけられた符牒である。すなわち、使い方や使用量によって麻薬になったりならなかったりということはない。この点で、「毒」や「薬」という語の使い方とはいささか趣を異とする。

以上のような実情をふまえ、この本の表題には「麻薬」という語を使っているが、いわゆる法律上定められている「麻薬」の他、現行法では「麻薬」の範疇には入れられていない覚せい剤や大麻などもひっくるめて述べさせていただいている。すなわち、英語圏においては「ドラッグ」と称しているものを総括して述べていることになる。この点、ご承知おきいただきたい。

麻薬の定義

すでに一部述べてきたように、麻薬とは本来は「微量で麻酔・鎮痛作用を有し、耽溺性を示して、使用を中止すると激しい禁断症状をおこし、かつ乱用のおそれのある薬物」をいう。これらの薬物を「麻薬」と総称することは一九三〇年（昭和五年）に、内務省令麻薬取締規則制定の際に決められた。その際には、「麻薬」の他の候補として、「危険薬品」や「麻酔薬」、「阿片類似薬品」などの語もあげられたという（久万楽也、一九六〇年）。

一方、麻薬を「その薬を繰り返し使用した後、急にその使用を中止すると、精神的な、またしばしば身体的な苦痛がおこってきて、引き続きその薬を使わずにはいられないような状態をひきおこす薬である」としている方もいる（細谷英吉・大村裕編、一九七四年、九頁）。麻薬をこのように定義すれば、麻薬の定義をMDMAや、LSD、覚せい剤や大麻にまで広げることができる。ただ、細谷は、LSDについては、「それを繰り返し使った後その使用をやめても、精神的、身体的な苦痛はほとんどおこらず、何としてもあの薬が使いたい、そのためにはどんな悪事でもやる、というような状態にはならない」（同書、一一頁）とし、そのため、LSDはこの定義によれば麻薬からは外れてしまうことになるという。

ある化合物が生体に対して何らかのはたらきをする場合、私たちはこれらを生物活性物質とよぶ。生物活性物質が、私たちに有利な方向に作用をした場合、これを薬とよび、一方、不利な方向に作用した場合に毒とよぶことがある。すなわち、全く、同じ化合物であっても、薬とよばれたり、毒とよばれたりすることがあるということである。あえて、ここでは、「場合」という語を使ったことに注意してほしい。

麻薬と称されるものも、私たちの身体に何らかのはたらきをする。それでは、麻薬と称されるものの私たちの身体へのはたらきは、私たちに有利な方向であろうか。それとも不利な方向であろうか。本書を通読していただければわかるが、このことを判断するのは難しい。それは、やはり毒か薬かを判断するときのように、「場合」によって判断せざるを得ないからだといえよう。医療において有効に使われた麻薬は私たちの痛みを劇的に取り除いてくれる「薬」としての有利な作用をする場合もある。麻薬は法律的にはあくまでも麻薬であるが、必ずしも「毒」であると簡単に判断することは出来ない。

いっそのこと、麻薬という言葉の使用をやめて「要注意薬物」や、「規制薬物」、または「乱用薬物」などと呼称してはいかがであろうかとも思う。しかしながら、「麻薬」という言葉に私たちはすでになじみがあるし、なおかつ、なかなかに便利かつある種の魅力もある言葉でもある。そこで、逆に、麻薬という言葉は活かしつつ、その定義を考え直す方がよさそうである。

実際に、学問の進展により、定義の変えられた語もある。たとえば「抗生物質」とは、一九四九年に、結核菌に奏効するストレプトマイシンを発見したワクスマン（一八八八〜一九七三）により、「微生物が生産し、他の微生物の発育を阻止し、または死滅させる化合物」と定義されていた。しかし、現在では微生物由来ではなく、化学合成された抗生物質もあるし、微生物の発育を阻止したり死滅させたりといった作用を全く示さない一方、他の生物活性を示す抗生物質もたくさんある。もうひとつの例をあげる。天然由来の化学成分分類のひとつに「アルカロイド」と称される一群の化合物がある。アルカロイドは麻薬に大いに関係するので、後にまた少し詳しく説明するが、かつては、「植物由来の強い生理活性のある塩基性成分」という定義であった。しかし、現在では、アルカロイドを植物成分には限っていないし、強い生理活性があるとも限らず、また、塩基性を示さないアルカロイドもある。「アルカロイド」の定義も変わったのである。

そこで、「麻薬」の定義も、麻酔性のある薬物という文言は省き、強い向精神活性を有するがゆえに重篤な社会問題を引き起こす懸念のある薬物としてはいかがであろうか。この場合でも、酒やタバコ、茶などにも向精神活性のあることは知られていることから、これらが重篤な社会問題を引き起こすかどうかを判断材料に入れれば良い。また、シンナーにも向精神作用が認められるが、シンナーのように一般によく使用されることのあるものを麻薬としてしまってはこれらを本来の使い方で使用する際に制限が生じて不便この上なくなるので、これらも除くことになる。なかなか難しいことは確かであるが、麻薬の定義をし直すこととそれにともなう法律の整備が必要であろうことは本書を読みすすめていくことで、理解していただけるかと思う。

人類共有の宝物

薬の語源の候補のひとつは「奇《く》し」といわれる。これは「何か不思議なことをおこす」ということで、その服用によって体に何らかの変化をおよぼすという意味であろう。

私たちがちょっと頭が痛いときや、少々お腹の調子の悪いとき、そして、蚊に食われて痒いときなど、もし買い置きの薬があれば、それらを使って対処し、たいていの場合、このことでことなきを得る。もしも、これらの薬がなかったら、私たちは大事に至らぬまでも、不快な思いを長くしなければならぬはめにおちいる。

薬物の作用の中でわかりやすいのは毒や麻酔薬であると思う。わずかの量の薬物が大きな動物でも倒してしまう毒や麻酔薬の効き目は見た目にもすぐにわかるからである。もともと薬とは少量でヒトの体に何らかの変化をおよぼす生物活性物質をいう。何らかの変化をおよぼすということは度が過ぎれば毒となってしまうということになる。いわば、薬とは毒がおだやかな作用をするようにコントロール（量や使い方）したものであるということが出来よう。

麻薬には医薬品としての面と、乱用薬物という面の二つの面のあることに心しなければならない。麻薬イコール悪いもの、あるいは排除しなければならないものとはいえない側面のあることも知っていただきたいのである。後に述べるが、がん患者の激烈な痛みを劇的に和らげてくれる作用も持っているのが麻薬である。

麻薬も生物活性物質である。したがって、麻薬とは何かを考えるとき、結局は毒や薬とは何かという命題にぶちあたる。詳しくは各章を見ていただきたいが、この本にとりあげられている薬物のうち、阿片やコカ、大麻、麦角《ばっかく》、麻黄《まおう》などには、それぞれ、医薬品としての使用の歴史がある。そして、阿片から単離されたモルヒネやコデイン、そして、コカから得られたコカイン、さらに麻黄由来のエフェドリンから調製された覚せい剤であるメタンフェタミンなどは近代医薬品としても使用されている。

ふだんあまり考えることはないかもしれないが、私たちは、種々の医薬品の存在によって大変な恩恵を受けている。私たち人類は、チフスやコレラ、レプラ、ペスト、梅毒、天然痘や結核など、人類の存亡にかかわるような病気をその英知によって克服してきた。ワクチンや抗生物質のような医薬品の出現のたまものである。もし、麻酔薬が発見されていなかったら、また、抗生物質が発見されていなかったら、私たちは、安全で痛みのない手術を受けたり、手術や怪我などによる細菌感染の恐怖をまぬがれたりすることはできなかったであろう。薬には様々なはたらきをするものがあって、人類はそれらを動植物界や化学合成物質から、さらには抗生物質として微生物の生産物からひとつひとつ見いだしてきた。私たちはこの状況があたりまえと思っているかもしれないが、この状況となったのは二〇世紀の半ばころになってからである。まさに、人類がその歴史の中でつみかさねてきた結果によるたまものである。薬は人類共有の宝物ということができよう。

現在、麻薬と称される薬物もやはりそのような宝物たちの一群なのである。ただ、あらゆる薬物は毒と紙一重である。宝物とはいえ、薬物はちょっと変わった宝物であり、そのものが誰の目にも、そしていつでも宝物とはならない。うまく使えば宝物であるが、使い方を誤ると宝物どころか害を成す毒という存在となる。結局、薬物とは使った結果が宝物になる可能性のあるものというべきであろうか。そのため、あらゆる薬物の管理や使用にあたっては必ず専門家がかかわらなければいけないという宿命を持つ。

精神状態を変える薬物

ヒトの意識を薬物でコントロールすることができたら、これは恐いことである。それをしてしまいかねないのが、この本で述べようとしている麻薬である。ヒトの精神や肉体を思うようにあやつるということは通常は出来ないのであるが、麻薬をエサに、特定の人間をなんでもいうことを聞く、あるいはどんなことでもしてしまう人間に仕立てることも考えられるかもしれないのだ。

麻薬にはそれほど強烈に欲しがるようになるものもあるらしい。ある本では、レバーを押せばある麻薬が与えられるように条件づけしたネズミの話が紹介されている。このネズミは、しまいには、一回の麻薬投与を受けたいがために数万回もレバーを押し続けたという。麻薬の恐ろしい側面である。

人間の精神状態を変える薬物（化合物）の中で許される限界がお酒ということになろうか。お酒には日本酒やビールの他、焼酎やウィスキー、ワイン、ブランデー、ウォッカ、テキーラ、泡盛など様々なものがあるが、人間を酔わせる成分は共通でいずれもエチルアルコール（エタノール）である。エタノールは脳内に至り、適量までであれば、人間を朗らかにし、気持ちを昂揚させたり、感情をあらわにしたりという作用を引き起こす。すなわち、人間の精神状態を緩やかに変える。人びとが集まれば、お酒を酌み交わし、この精神状態の変化を楽しむというわけである。

麻薬の作用について考えるとき、もちろん、一般の方々に麻薬の使用経験があるわけはない。経験がないことを判断しなければならないところは辛いところではあろうが、そこは「賢者は歴史に学び、愚者は経験に学ぶ」ということわざを拡大解釈することにしたらいかがであろうか。すなわち、あえて、こういう薬物の乱用を経験しない者を「賢者」とみなせば、私たちは、様々な薬物乱用の経験者（申し訳ないがあえて愚者にたとえさせていただくことになる）の行動記録を見聞きすることによって、麻薬摂取による身体的・肉体的様相の変化やその害毒を学びとるわけである。そして、麻薬によって得られる快楽や喜びはどうやらとても大きいらしいが、それが「まやかしの快楽や喜び」であることを学びとるべきであろう。

麻薬と人類との遭遇

麻薬と人類はいつどこで遭遇したのだろうか。そもそも、ケシやコカや大麻のような植物がヒトの脳に何らかの作用をおよぼす化合物をつくり出しているということは不思議なことである。なぜ、これらの植物がヒトの脳に作用する化合物をつくり出しているのであろうか。この疑問に答えるすべはない。

生物の多様性というが、生物はとにかく、生き抜いていく過程においてありとあらゆる方向に進化した。その中でたまたま、ヒトにとって麻薬と称される化学成分をつくり出す植物やきのこなどもあらわれたとしかいわざるを得まい。偶然という他ないのである。

麻薬のふるさとをざっとあげると、阿片はエジプト、コカインは南米、ＬＳＤはスイス、覚せい剤は日本、大麻はアラビア半島ということになる。

身土不二という言葉がある。これは薬草でいえば「病気のあるところにそれを癒す薬草があるものだ」という意味であるらしい。コカの原産地である南米のボリビアにおいては、現在もコカ葉を喫する（コカチューイング）ことは合法であり、現地では一流ホテルにおいても、ウェルカムティーとしてコカの茶がふるまわれる。コカの葉はボリビアのような高地における高山病にはとても良く奏効するという。これこそ身土不二の典型ではないかと思う。

阿片やコカ、大麻と人類との遭遇はきわめて古い。阿片については今から三五〇〇年以上も前の紀元前一五五二年のものというエーベルス・パピルスにその記載があり、コカもすでに述べたように、古くから南米で使われていたと考えられる。大麻に至っては、すでに七〇〇〇年の栽培の歴史があるとも言われる。

一方、ヘロインや覚せい剤、LSDは近代〜現代になってからあらわれた薬物であり、人類との遭遇時期ははっきりとしている。これらの薬物の出現には近代有機合成化学が関連しており、ドイツのヴェーラー（一八〇〇〜八二）が一八二八年に実験室で尿素を無機化合物から合成したことによってその歴史の幕が開いた。すなわち、これらは近代有機合成化学の発展がなければ、決して人類が手にすることはなかった薬物たちである。

そして、一九世紀はまさにアルカロイドの時代であった。アルカロイドという化合物群は毒と薬の宝庫である。アルカロイド化学の発展により次々と生体にはたらくアルカロイドが発見された。一九世紀の幕開けの一八〇五年には阿片からモルヒネが単離され、一八二〇年にはマラリアの特効薬であるキニーネ、そして、翌一八二一年にはお茶やコーヒーの興奮性成分であるカフェインが、さらに、一八二八年にはタバコの成分であるニコチンが単離された。その後も、一八三三年に副交感神経興奮薬であるアトロピン、一八六〇年にはコカの葉からコカインが単離される。覚せい剤の原料となるエフェドリンは漢薬の麻黄から一八八五年に単離されている。そして、世紀末近い一八九三年には、覚せい剤がエフェドリンの化学変換によって合成され、一八九九年には、モルヒネを原料としてつくられたヘロインが販売開始された。これに対して、LSDの原料となる麦角アルカロイドが単離され始めたのは二〇世紀になってからであり、LSDが麦角アルカロイドを原料として合成されたのは一九四三年のことだった。

麻薬のわが国への伝播

この章の冒頭の方で薬は人類共有の宝物であるということを述べた。良い薬の恩恵は地球上の誰もが平等にうけられる必要がある。幸いなことに、この面では現在、情報網や交通機関の発達により世界のどこで見いだされた薬であっても、短期間のうちにかなりの地域で共有の財産とすることができるようになってきた。一方、このような状況下、いわゆる乱用薬物と称されるものの情報や現物の伝播もきわめて速くなっている。

奈良東大寺の正倉院には、西暦七五六年に、光明皇太后（七〇一～七六〇）が聖武天皇（七〇一～七五六）の七七忌に奉納したという六〇種類の薬が納められており、そのかなりのものが現存している。納められた薬のリスト「種々薬帳《しゅじゅやくちょう》」も残っているが、この中にはいわゆる麻薬に該当するものは含まれていない。また、この時代、一般の人びとは主に麻を着ていたので、大麻もすでにあったはずであるが、大麻を吸飲していたという徴候はない。

一方、わが国にケシが伝わったのは室町時代末期の一六世紀で、その地は津軽、すなわち、現在の青森県であったという。しかしながら、ケシは伝わっても、阿片の使用は限られ、明治時代初めに禁止となるまで、阿片は津軽藩の妙薬である「一粒金丹《いちりゅうきんたん》」に配合されるなどの使用に限られていた。また、ケシの栽培は第二次世界大戦前ころまではうるさく規制されておらず、ケシの若い葉は野菜のような使い方もされて食卓にのぼることもあったという。しかし、わが国でその時代から阿片の問題が顕在化したとはきかない。

わが国では不思議なことに、古代～近代にかけて麻薬の問題が喧伝されたことはなく、麻薬の問題が顕在化したのは戦後のことであろう。麻薬の問題に悩まされているのは先進国に多く、しかも、関係する薬物は主にコカインやヘロインの蔓延である。その中で、わが国が覚せい剤による事犯の多いことは特徴的である。しかし、なにしろ、覚せい剤は日本で創製された薬物なのである。このこともその原因に入れられるかと思う。

習慣・依存・乱用・中毒

麻薬のおそろしさを語るときに、依存や中毒などということばを聞くことがあるだろう。では、これらは具体的にどのような状態を示すのだろうか。この項では、麻薬に関係してよく使われる、習慣、依存、乱用、および中毒という語の意味を解説しておこう。

ある薬剤を反復使用した状態で、次のような特徴をもつ場合、「習慣」という（細谷英吉・大村裕編、一九七四年、一二九頁）。

一．それがもたらす幸福感から、その薬の服用を継続したいという欲求（ただし強制的ではない）。
二．使用量増加傾向はわずかか、またはない。
三．その薬剤の効果に対するある程度の精神的依存性はあるが、肉体的依存はない。従って禁断症状を欠く。
四．悪影響はあるとしても、個人に限る。

これに対して、「依存」とは「生体と薬物の相互作用の結果生じた精神的もしくは身体的状態であって、薬物の作用を反復体験するため、またときには禁断による苦痛から逃れるため、たえず薬物を強迫的に求める行為あるいは反応により特徴づけられる」とされる(同書、一五六頁)。端的に言えば「多大の犠牲をもかえりみず、ある薬物を強迫的に求め続ける行為」ともいえる。依存という語は、WHOの専門委員会で審議された結果、一九六五年以降使われるようになった。依存に関する記載からいわゆる麻薬以外のもので思いうかぶものがあると思う。そう、タバコや酒やお茶の類である。タバコや酒やお茶もちょうど依存に該当するはたらきがある。しかし、タバコや酒やお茶が切れたからといって、多大の犠牲もかえりみず際限なくこれらを身体に取り入れたいというほどの欲求はおこるまい。なお、依存とはあくまでも生体の薬物の作用に対する依存であり、生物学的用語であって、この語には社会的善悪の評価は含まれていない。

一方、薬物の「乱用」とは、WHOの専門委員会で「医学的常識を故意に逸脱した用途あるいは用法のもとに、薬物を大量に摂取する行為」と定義付けられた。この定義によれば、モルヒネを快楽を得る手段として用いたり、睡眠薬を日中から何回も服用するような行為は乱用といえる。なお、LSDは医薬品としては現在使われていないことから、その使用自体すでに医学的常識を逸脱しているので乱用といえる。「薬物の乱用」という概念には、社会的に好ましくない行為という評価が含まれている点で、社会的善悪の評価の含まれていない「依存」という概念とは根本的に異なる。すなわち、薬物の乱用という概念の方は特定の薬物摂取行為をさし、さらに、善悪の社会的評価が含まれているということになる。

以上に述べた習慣・依存・乱用という語には身体に対する影響を含んでいないが、これらに対して、「中毒」という語は、有害物質によって生じた生命現象に逆行する生体の障害をあらわす語である。すなわち、身体に悪影響をおよぼす意味を含む。たとえば、サリン中毒、毒きのこ中毒、フグ毒中毒などと使う。よって、よく異常にお酒が好きな人にたいして「アル中」という語を使ったりするが、正確には、この人がアルコールのために健康がおかされている場合には中毒といえるものの、単なる酒好きである場合には、「アル中」ではなく「アルコール依存」あるいは「飲ん兵衛」というべきものである。同じように、正確には「パチンコ中毒」は通常ありえないことから「パチンコ依存」あるいは「パチンコ好き」とでもいうべきであろう。

向精神薬と脳

向精神薬は中枢神経興奮薬と中枢神経抑制薬に分けられる。前者は、人の心を発揚、興奮、壮快にさせるもので、一方、後者は人の心を鎮静させ、不安感を除去し、痛みから解放する性質のものである。ごく身近な例を示せば、前者はタバコ、後者は酒であろうか。

今、ヒトの体の中でもっともわかっていないのが脳であるという。脳はヒトの体の謎における最後の砦といってもよかろう。それでも、脳内には脳内伝達物質という化学物質が存在し、これらの脳内伝達物質が受容体と呼ばれる部位に結合することによって、種々の興奮や抑制といった情報が伝達されることはわかってきた。

脳のはたらきは一体どうなっているのだろう。その秘密をさぐる目的で、この本において述べている様々な麻薬が使われたことがある。麻薬と称される各化合物の化学構造を見ていくと、それらは脳内伝達物質の化学構造とよく似ているものが多い。すなわち、麻薬と称される化合物は脳内伝達物質のかわりに受容体に入り込んで作用をしていることが当然考えられる。

人間はどうやら自分の身体で遊ぶことが好きなところがあるようだ。たとえば、一九世紀にはクロロホルムやエーテル、笑気ガスといった全身麻酔薬が発見されたが、このうち、笑気ガスは吸い込むことで笑ったような顔となるために、当初は麻酔薬としてではなく、今でいうパーティグッズとしての人気があったらしい。いつの時代も、人間のやることにはあまり変わりがない（進歩がない）と思わせる一件である。

さて、麻薬は人間の脳に作用し、自分の意志にかかわらず、ふだんとは異なる様相を提供してくれる。麻薬使用者は当初はそのことに興味を引かれるのであろうが、麻薬の恐ろしいところは、経験者がまたその経験をしたいという「精神的な依存性」がきわめて強いところである。なかには、薬物の作用が切れると身体がその薬物を欲するという「肉体的依存性」のあるものもある。

血液－脳関門と脳内伝達物質

脳に作用する薬物を理解するためには、これらの薬物が血液－脳関門を通る化合物であることと、これらの薬物と脳内伝達物質との化学構造上の類似性（関連性）のあることを知っておく必要がある。

生体成分以外の化合物が脳内に勝手に入るということはおそろしい。そのために、脳には、血液－脳関門という特別な仕組みがある。すなわち、体内の一般の毛細血管では化合物の入り込むすき間があって比較的自由に化合物が出入りするが、脳内の毛細血管においては、このすき間がなく、ここを通過しうる化合物は限られる。これを血液－脳関門という。そのため、例えば、脳内にはＧＡＢＡ（γ－アミノ酪酸）という脳内伝達物質があるが、経口で服用したＧＡＢＡは脳内には至らない。これに対して、ヘロインは血液－脳関門をたやすく通過して脳に至ることがわかっている。

脳内伝達物質としては、ＧＡＢＡの他、ドパミンやアドレナリン、ノルアドレナリン、セロトニンといった化合物が知られており、これらはいずれもアルカロイドに属する化合物である。これらの脳内伝達物質は通常はバランスがとれているが、たとえば、セロトニンの分泌量が不足し、他の神経伝達物質とのバランスがくずれるようなことがおこると精神の病におちいったりする。

脳に作用する薬物は、これらの脳内伝達物質のかわりに働くことが多いと考えられる。また、薬物の中にはこれらの脳内伝達物質の分解を阻止して大量に滞留させたり、脳内伝達物質の生成を阻害するものもある。

麻薬および関連薬物の分類

これまでにも何度か述べているが、一口に依存性薬物といってもその作用は様々であり、大きく、興奮剤（アッパー）、抑制剤（ダウナー）、そして、幻覚剤（サイケデリック）の三つに分けられる。表に麻薬および関連薬物の分類を示す（表1、2）。この表の中には有機溶剤やアルコール、ニコチンのように麻薬とは明らかに異なるものも含む。

興奮剤（アッパー）には、覚せい剤やコカインが含まれる。また、お茶やコーヒーなどに含まれるカフェインやタバコのニコチンもこのカテゴリーにはいる。わが国では興奮剤に分類される覚せい剤が大きな問題となっているところに特徴がある。

表1　主な麻薬および関連薬物の性質　モルヒネ類には阿片やヘロインを含む。（中村希明、『薬物依存』講談社、32頁〔1993〕その他を参考に作成）

	身体的依存性	精神的依存性	耐性獲得性
モルヒネ類	＋＋＋	＋＋＋	＋＋＋
コカイン	−	＋＋＋	＋
ＬＳＤ	−	＋	＋
覚せい剤	−	＋＋＋	＋
大麻	−	＋	−
バルビタール類	＋＋	＋＋	＋＋
シンナー類	＋？	＋	＋？
アルコール	＋＋	＋＋	＋＋
ニコチン	±	＋＋	＋＋

一方、抑制剤（ダウナー）には、ケシ由来の阿片やモルヒネ、そしてモルヒネから調製されるヘロインが含まれる。この範疇にはペントバルビタール（ネンブタール）などのバルビツール系や、ハルシオン、ジアゼパムなどのベンゾジアゼピン系薬剤なども含まれる。アルコールもこのカテゴリーにはいる。よって、お酒を飲みながらタバコを吸うという行動は、ダウナー系の薬物とアッパー系の薬物を同時に体内に入れていることになる。

さらに幻覚剤としては、ＬＳＤや大麻成分のＴＨＣ、サボテン科のペヨーテ由来のメスカリンやマジックマッシュルーム由来のサイロシビンなどがある。幻覚剤のことをサイケデリックということがあるが、この語の意味はサイケが「心」、デリックが「見る」という意味で、これはいわば幻覚剤に対する好意的な見方といえよう。幻覚剤については「精神病を発

表2　主な麻薬および関連薬物の分類

興奮剤	覚せい剤	（メタンフェタミン、アンフェタミン）
	コカイン	（コカの葉のアルカロイド）
	カフェイン	（お茶、コーヒーなどのアルカロイド）
	ニコチン	（タバコのアルカロイド）
抑制剤	阿片	（ケシから調製）
	モルヒネ	（阿片のアルカロイド）
	ヘロイン	（モルヒネから調製）
	アルコール	（あらゆるお酒の成分）
	有機溶剤	（シンナーなど）
	抗不安薬	（ペントバルビタールなど）
	催眠薬	（ハルシオンなど）
幻覚剤	ＬＳＤ	（麦角アルカロイドから調製）
	ＴＨＣ	（大麻の成分）
	メスカリン	（サボテン科ペヨーテのアルカロイド）
	サイロシビン	（マジックマッシュルームのアルカロイド）

生させる薬物」という見方もある。幻覚剤の中で最強のものはＬＳＤであり、ＬＳＤの効果はメスカリンの四〇〇〇倍であるといわれる。すなわち、〇・〇五ミリグラムのＬＳＤは二〇〇ミリグラムのメスカリンと同じ効果を示すという。

これらの薬物のうち、天然由来のものはＴＨＣとアルコールを除けばすべてアルカロイド類である。アルカロイド類が麻薬および関連薬物という観点からみていかに重要な位置を占めているかがわかる。

覚せい剤や大麻は麻薬か

覚せい剤は「麻薬及び向精神薬取締法」とは別に「覚せい剤取締法」で規制されている。それでは、覚せい剤は麻薬とは全く

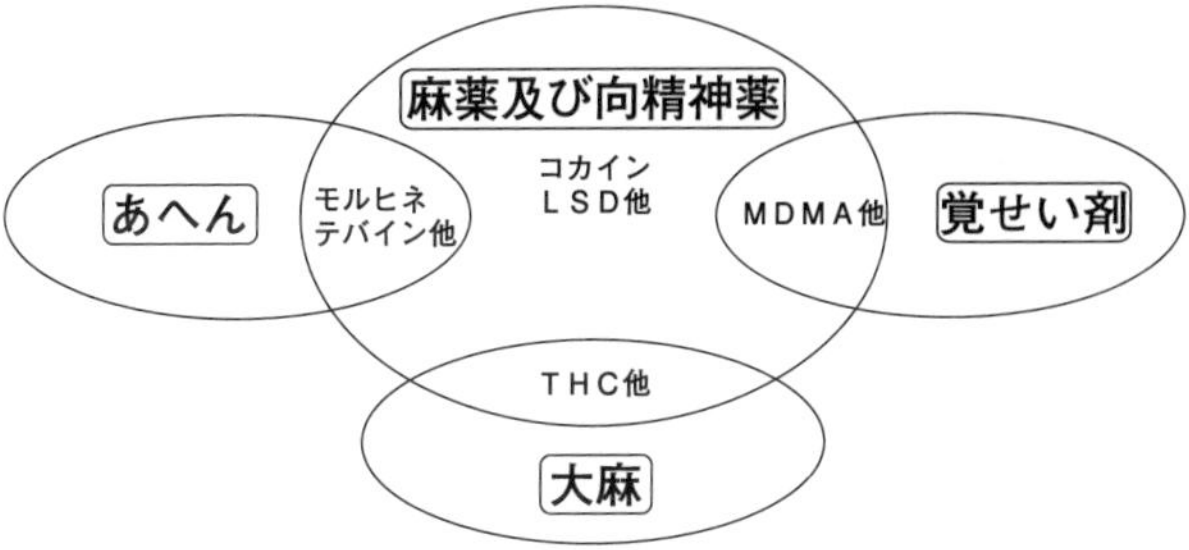

図０－１　麻薬及び向精神薬、覚せい剤、大麻、あへんの関係

異なるものなのであろうか。実は簡単にそうとは言えないのである。たとえば「麻薬及び向精神薬取締法」で麻薬として規制されている化合物のひとつにＭＤＭＡがある。このＭＤＭＡとは覚せい剤のメタンフェタミンの化学構造にちょっと変化を加えたものであり、化学的にはＭＤＭＡは覚せい剤の仲間といってもよい。ということは、ＭＤＭＡは覚せい剤と麻薬をまたいでいる薬物であるということになる。

一方、日本の現行法において、大麻は「麻薬及び向精神薬取締法」の中には含まれておらず、別途「大麻取締法」で規制されている。ところが、大麻が規制されるべき所以となっているその主成分であるテトラヒドロカンナビノール（ＴＨＣ）は「麻薬及び向精神薬取締法」において麻薬に指定されている。すなわち、ＴＨＣは大麻と麻薬をまたいでいる薬物であるということになる。

さらに、わが国では、阿片が「あへん法」によって規制されているが、阿片から得られるモルヒネやテバイン、さらにモルヒネの化学変換によって得られるヘロインは「麻薬及び向精神薬取締法」によって麻薬に指定されており、当該法律によって規制されている。以上の関係を図示する（図0-1）。

現在でも国によっては、大麻は麻薬と何ら変わらぬ規制がされているところもある。わが国でも、戦後まもなくGHQによって定められた麻薬取締法（令）には大麻が含まれていた。ただし、わが国では、大麻にはその茎の繊維としての使用、種子の食用としての応用があるので、「麻薬及び向精神薬取締法」とは別に「大麻取締法」が制定されたという事情がある。

ちなみに、麻薬と向精神薬との違いであるが、「動物実験等に基づく科学的データそして濫用の実態に基づき、中枢神経に及ぼす影響である精神毒性の程度、依存性の程度、そして濫用のおそれの程度の三つの要素から総合的に保健衛生上の危害のおそれを評価し、おそれが大きなものを麻薬、中程度のものを向精神薬として規制するものである。麻薬は、厳格な流通管理で譲受、施用、所持等まで規制され、向精神薬は麻薬ほどではないにせよ、厳しい流通管理で譲渡目的等の所持等が規制される」（國枝卓、二〇一〇年、八六五頁）とされる。麻薬や向精神薬は「薬事法」の規制の上にさらに厳しく規制・管理されていることになる。

元来、「麻薬（narcotics）」という名称は、一九二五年にジュネーブで結ばれた第二アヘン条約に基づいて一九三〇年に「国際麻薬取締規則」を制定した際に、この種の薬物の総称として考案されたものである。このときに麻薬として認定されたのは次の四種である。

(1) アヘンアルカロイド系麻薬（アヘン、ヘロインなど）
(2) コカアルカロイド系麻薬（コカインなど）
(3) 合成麻薬（メサドンなど）
(4) カンナビノール系麻薬（ハシッシュ、マリファナなどの大麻類）

すなわち、この国際規則では大麻は麻薬に入れられている。その後、わが国でも麻薬取締法は何回か改定され、とくに一九七〇年にはそれまでの麻薬という概念には欠かせないはずの「麻酔作用」とは全く縁のないＬＳＤまでが麻薬として追加された。

なお、一九五〇年代頃から、覚せい剤、睡眠剤、鎮痛剤、精神安定剤といった薬物が乱用されるようになってきた。これらの薬物は、当初、麻薬とされた薬物よりも耐性の獲得がゆるやかで、禁断症状も軽く、麻薬ほどの弊害はもたらさないと考えられた。ところが、実際には、たとえば、睡眠剤のバルビタール系薬物は耐性獲得もきわめて早く起き、ヘロイン並みの恐ろしい禁断症状も起こすことが次第に明らかにされた。これらの薬物と比較すると、逆に、麻薬と指定された薬物の中にもコカインのように耐性獲得や禁断症状の起こらないものもある。

WHOは一九六三年に依存性薬物を次の七つに分類している（中村希明、一九九三年、三三頁）。これらのうち、モルヒネ型、コカイン型、大麻型、および幻覚剤型のLSDを麻薬としている。

一、モルヒネ型（モルヒネ、ヘロイン、阿片など）：麻薬
二、バルビタール型（バルビタール系睡眠剤、アルコールなど）
三、コカイン型（コカイン）：麻薬
四、大麻型（マリファナ、ハシッシュなど）：麻薬
五、アンフェタミン型（メタンフェタミンややせ薬を含む）
六、カート型（東アフリカ産の植物）
七、幻覚剤型（LSD：麻薬、シンナー、サイロシビンなど）：麻薬

ここに分類されたもののうち、六番目のカートは、その後、含有活性成分があきらかにされた結果、その活性成分の化学構造や生物活性からみると、今ではアンフェタミン型に入れてもよいものであるといえる。アンフェタミン型とは、わが国の事情に照らせば、覚せい剤型となる。

以上の事実を総合すると、麻薬という言葉で示されるものは国や時代によっても変遷

し、法律的あるいは歴史的なものであり、明確な科学的な裏付けがあるわけではないことがよく理解されると思う。すなわち、現在、麻薬という概念は自然科学とは乖離した便宜的行政分類とでもいうべきものになっているといわざるを得ない。麻薬という概念や分類については、その後の科学の発展結果も考慮に入れ、全体を整理し直し、再考すべきところにきているのではないかと思われる。

アルカロイドとは?

さて、これまでにもすでに「アルカロイド」という語を頻繁に使用してきた。先に述べたように、乱用薬物あるいは依存性薬物としてあげられた化合物のうち、天然由来のもののほとんどはアルカロイドである。この本にとりあげる主な天然由来の薬物の中で、アルカロイドでないのは、大麻の主成分であるTHCくらいで、むしろ例外的といえよう。モルヒネもコカインもLSDも覚せい剤もアルカロイドである。そこで、この項では、アルカロイドについて簡単に説明しておくことにする。

アルカロイド(alkaloid)という言葉を考え出したのは、ドイツのHalleの薬剤師マイスナー(一七九二~一八五三)で、一八一八年のことである。アルカロイドとは、「アルカリ(塩基性)様のもの」といった意味の造語で、"alkali"はアラビア語の「*al kaly*(soda)」から、また、"-oid"はギリシャ語の「-oeidēs（～の様な）」由来である。

初期に植物から発見されたいわゆるアルカロイド類は塩基性化合物であり、いずれも特殊な生理作用を有するものであったことから、かつては、アルカロイドとは「含窒素化合物で一般に生理作用が顕著なアミン性植物成分」であるといった定義がなされていた。ところが現在は、この定義でアルカロイドを規定することはできない。

現在、アルカロイドと称されるものは含窒素化合物であることには変わりがないが、植物成分に限ることもなければ、生物活性の有無を入れることもない。すなわち、アルカロイドの定義はごく広いあいまいなものとならざるを得なくなっている。アルカロイドという名のそもそもの起源にそぐわないが、必ずしも塩基性物質に限ることもできないのである。たとえば、形や性質のうえでは酸性アミノ酸であっても、アルカロイドと分類せざるを得ない生い立ちを有する含窒素化合物もある。

それでは、アルカロイドというあいまいな言葉は使用すべきではないのだろうか。しかし、一方では、アルカロイドという伝統ある（しかしあいまいな）言葉にはすててしまうには惜しい一種の魅力と便利さのあることも確かである。そこで、天然物由来の含窒素化合物中、主にアミノ酸やタンパク質、核酸などに属する化合物を除く含窒素有機化合物群を「アルカロイドおよび関連化合物」という言葉でくくってしまったらいいと思う。ただ、このままでは冗長でもあるので、単に「アルカロイド」と呼ぼう。どうしても気になる方は「アルカロイド」とは「アルカロイドおよび関連化合物」の省略であると解していただいて結構である。ただし、このように解した場合でも、「アルカロイド」と「関連化合物」との間に明確な線を引くことはできないことは認めていただけることと思う。

将来はアミノ酸やタンパク質、核酸などとアルカロイドの壁もなくすべきかもしれないが、なにしろ、前者はそれぞれすでに大きな領域となっている。そして、手法や学問としての性質もやや異なることから現在でもそれぞれ独立に論じられることが多い。したがって、今のところ、アミノ酸やタンパク質、核酸などについては一応（あいまいに）分けておいてよいと考える。以上のようなアルカロイドの定義や範囲に関する考え方を導入すれば、今までアルカロイドという範疇ではとりあげることがむずかしかった化合物もかなり自然にアルカロイドとしてとりあげることができるようになる。

なお、このアルカロイドの定義は、拙書『アルカロイド—毒と薬の宝庫』（共立出版）においても提案したものである。

麻薬五法と麻薬の規制

現在、わが国においては、麻薬五法と称されているものがあり、これらは、「麻薬及び向精神薬取締法」（一九五三年）、「大麻取締法」（一九四八年）、「あへん法」（一九五四年）、「覚せい剤取締法」（一九五一年）、および、「国際的な協力の下に規制薬物に係る不正行為を助長する行為等の防止を図るための麻薬及び向精神薬取締法等の特例等に関する法律」（一九九一年）である。このうち、「麻薬及び向精神薬取締法」は一九九〇年の改正までは「麻薬取締法」という名称であった。また、麻薬五法の最後にあげたものは、このままではあまりに長い名前なので、「麻薬特例法」と略称されることが多い。なお、この「麻薬特例法」を除いて麻薬四法と称されることもある。

　麻薬五法のうち「麻薬特例法」は、一九九一年に公布され、一九九二年七月から施行されたもので、泳がせ捜査（コントロールド・デリバリー捜査）や、金融機関等による疑わしい取引の届け出、不法収益の没収・追徴などが規定されている。この法律が施行されたことによって、麻薬取締官が新たな捜査手段を得たほか、暴力団など組織的に薬物の密売を行っているものに重罰を科すことができるようになり、また、その薬物犯罪によって得た収益を没収あるいは追徴することもできるようになった（浦山隆雄、二〇〇八年、一一八三頁）。

　麻薬には、以上あげた麻薬五法の他、刑法第二編第十四章「あへん煙に関する罪」も関係し、もちろん、薬事法や薬剤師法なども関係する。

　先にも少し述べているが、これらの麻薬四法に関わる薬物についてながめてみると、あへんの主成分であるモルヒネやテバインも、覚せい剤の化学構造を参考に化学合成されたＭＤＭＡも、そして、大麻の幻覚成分であるＴＨＣも、あへんや覚せい剤、大麻を規制する法律とは別に、「麻薬及び向精神薬取締法」によって麻薬として規制されており、麻薬四法はそれぞれ複雑にからみあっている。

なお、わが国での薬物事犯における最高刑にも無期懲役という罰則まであるが、とくに初犯で情状の認められた場合には執行猶予のついた比較的短期の懲役刑が課されることが多いようである。しかし、海外においては薬物事犯に対して例外なく厳罰を科している国もある。たとえば、マレーシアの現行法においては、ヘロインまたはモルヒネ（一五グラム以上）、あへん（一キログラム以上）、大麻（二〇〇グラム以上）を所持していた場合は死刑となる。

わが国における薬物乱用の事情

わが国では、一九六〇年ころから、横浜・神戸の二大国際貿易港から陸揚げされた密輸のヘロインが全国各地に浸透し、最盛期の一九六二年には全国で二五〇〇人の登録患者を出すという、いわゆる「麻薬禍」が起きた。しかし、この麻薬禍は、司法当局の麻薬取締法の改正・強化によって驚くほど短期間で終息した。この麻薬禍の急速な終息ぶりは、当時、世界にも類を見ず、諸外国の専門家たちの注目を集めたという。

わが国における薬物事犯による検挙者は覚せい剤およびシンナーによるものが圧倒的に多い。これに対して、今のところ、大麻や、ハードドラッグと称されるモルヒネやヘロイン、コカイン、LSDなどによる検挙者数は少ない。もちろん、実際には、表には出ていないケースも多々あって、実数というのはなかなかつかめないだろうが、現況のままに推移するならば、覚せい剤やシンナー以外の薬物事犯は完璧な抑え込みも可能な状況にあるといえよう。逆に言えば、覚せい剤やシンナーについては、一段の取り締まりが必要と言えるかもしれない。

わが国では、いわゆる麻薬四法による犯罪は、殺人や強盗、傷害などの刑法犯とは別に、道路交通法違反や入管法違反、銃刀法違反、公職選挙法違反などとともに特別法犯に分類される。特別法犯の中で圧倒的に多いのは道路交通法違反であり、その八割強を占めるが、次に多い（第二位）のは覚せい剤取締法違反で約三％、大麻取締法違反（約一％）も第一〇位にリストアップされている（二〇〇八年のデータ）。以下、主として、法務省法務総合研究所編の『犯罪白書（平成21年版）』（一一〇～一一七頁）をもとに、麻薬にからむ犯罪のデータを見ていこう。

わが国における覚せい剤取締法違反による検挙者数の変化を図0－2に示す。その数のピークは三回あり、一回目は一九五四年で、検挙者数は五万六〇〇〇人近くとなった。これは、軍が所有していた大量の覚せい剤が民間に放出された影響もある。その後、急激に減少したものの、一九七〇年に再び増加に転じ、一九八四年には二万四三七二人となって二番目のピークを迎える。その後は比較的小さな上昇下降を繰り返し、一九九七年に二万人近くに達して三回目のピークとなった。二一世紀を迎えたあたりからはおおむね減少傾向にある。

覚せい剤取締法に関わる外国人検挙者の割合は二〇〇八年においては全検挙者の五・九%(六六三名)であり、その中では韓国・朝鮮人が最も多く、二八・二%を占める。他には、イラン人(二六・四%)、ブラジル人(二四・九%)、フィリピン人(一三・三%)が多い。

一方、わが国における麻薬四法での検挙者の数(図0-3)は、二〇〇八年の統計によれば、覚せい剤取締法によるものが一万一二三一名でとくに多いが、次いで大麻取締法(二八六七名)、麻薬及び向精神薬取締法(六〇一名)、あへん法(一二名)の順番となる。このように、わが国では海外と比較すると、コカインやヘロインといったいわゆるハードドラッグによる汚染がそう進んでいないとみられる。たやすいことではないだろうが、先にも述べたように、わが国が、先進国の中では希ともいえる、薬物に関して極めてクリーンな国となれる可能性が考えられることは明るい材料といえなくもない。

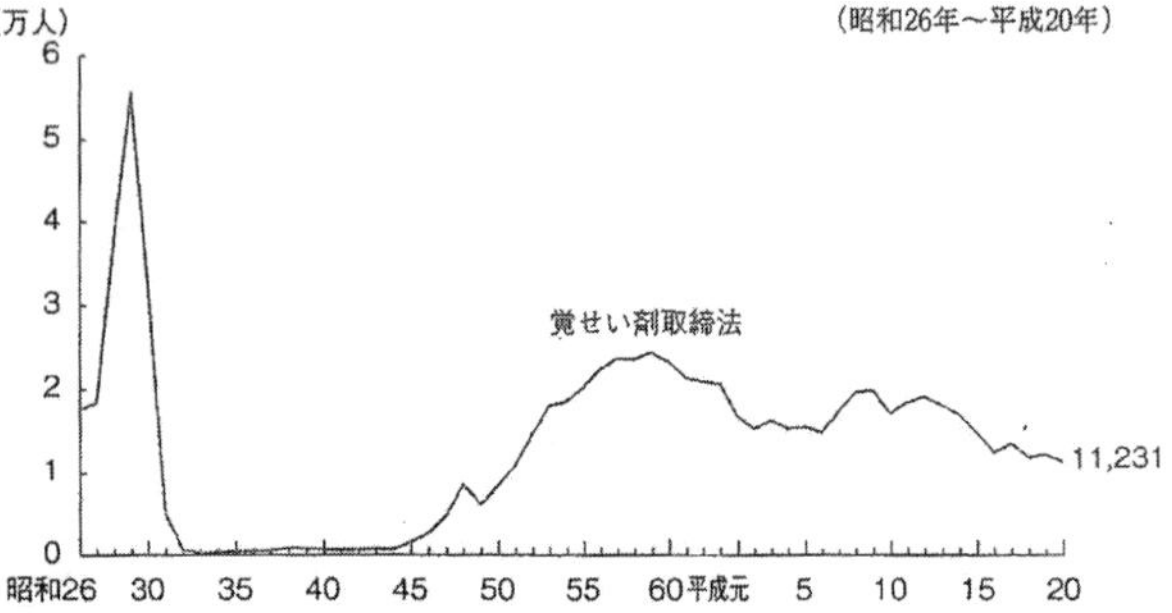

図０－２　覚せい剤取締法違反　検挙人数の推移（『犯罪白書（平成21年版）』より）

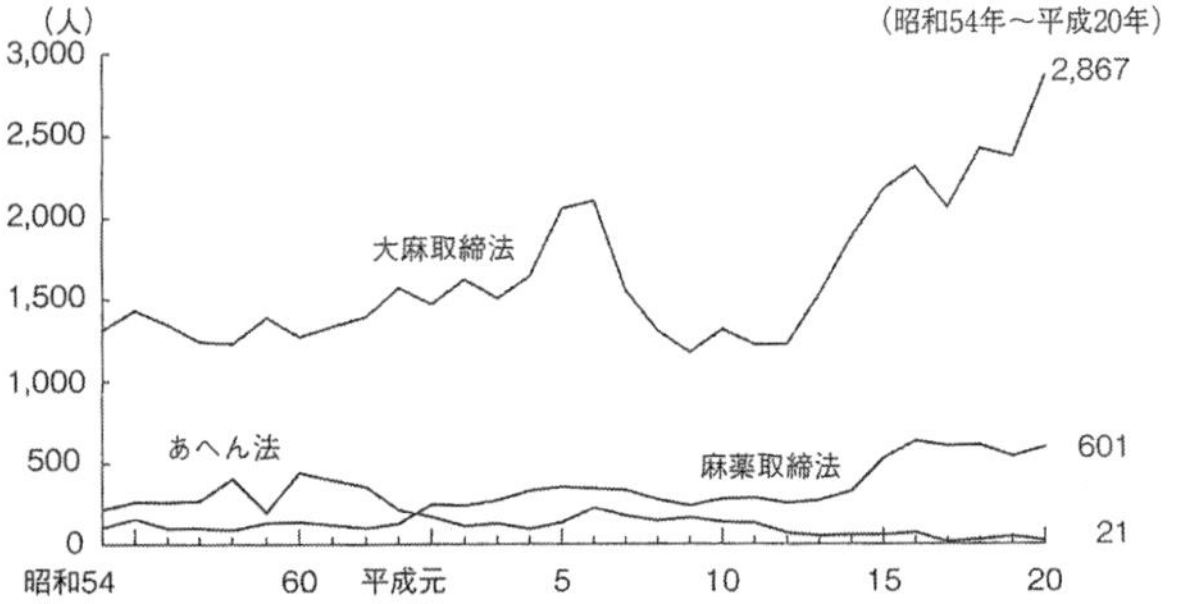

図０－３　大麻取締法違反等　検挙人員の推移（『犯罪白書（平成21年版）』より）

（平成16年～20年）

年　次	覚せい剤	乾燥大麻	大麻樹脂	コカイン	ヘロイン	MDMA等錠剤型	あへん
16年	411.3	642.6	327.5	85.5	0.0	469,483	2.0
17	122.8	652.4	233.9	2.9	0.1	576,748	1.0
18	144.0	233.8	98.7	9.9	2.3	195,294	28.1
19	359.0	503.6	56.9	19.1	2.0	1,278,354	19.6
20	402.6	382.3	33.4	5.6	1.0	217,882	6.6

（単位は、kg。ただし、MDMA等の錠剤型合成麻薬は錠で、その端数は切捨て）

注　1　内閣府の資料による。ただし、平成19年までは、厚生労働省医薬食品局、警察庁刑事局、財務省関税局及び海上保安庁警備救難部の資料による。
　　2　「乾燥大麻」は、大麻たばこを含む。

図０－４　覚せい剤等の押収量（『犯罪白書（平成21年版）』より）

麻薬四法による検挙者のうち、覚せい剤取締法による検挙者が漸減の傾向にあることは結構なことであると思う。これに対して、大麻取締法による検挙者数が増加傾向にあることには注目すべきである。また、覚せい剤事犯による検挙者数が減っていても覚せい剤の押収量が減っていないこと（図０－４）、そして、とくに、検挙者や押収が氷山の一角である可能性の高いことにも注意しなければならないだろう。携帯電話やインターネットの普及は明らかにこのような犯罪をより足がつきにくくわかりにくくしている。

なお、日本人は、いわば麻薬犯罪にあまり汚染していない国に生まれ育ったゆえか、うっかりと海外で麻薬の運び屋とされてしまったり、麻薬の取引に関係する人物と親密になって、罪をかぶってしまう例も見受けられる。海外に旅行したり住んだりすることの多くなっている今日、充分に気を付けなければならない（長野智子、二〇〇三年／有村朋美、二〇〇五年）。

諸国薬物乱用事情

一九七二年にWHOの専門委員会が、ソフトドラッグとも称される大麻使用が必ずしもヘロインやコカイン、覚せい剤などのハードドラッグの流行への道を開くものではないとの見解を示したが、実情は、ソフトドラッグがハードドラッグへの道となっているところもあるようだ。

一八二二年に発表されたド・クインシーの『阿片常用者の告白』にみられるように、英国においては、かつて阿片系の薬物が中国人コミュニティーで喫煙される一方で、薬局で労働者が購入するなどして使われていた歴史がある。英国で薬物乱用が増えはじめたのは、一九六〇年代後半からであり、一九七〇年代になるとアメリカのヒッピー文化の影響からかその事犯がさらに増え、一九七一年に「薬物乱用に関する法」が制定されることになった。このことによって、薬物の乱用者を犯罪者として刑務所などに隔離する政策をとるようになったものの、一方では、嗜癖者を患者として処遇するシステムもその一部に温存してきた。すなわち、精神医療センターを中心として、嗜癖者に対して治療を行なってきたという特徴がある。

英国において薬物乱用が急速に拡大したのは一九八〇年代である。そのおよそ九割は大麻であった。一九八〇年代後半になると、やはり多いのは大麻による事犯であったが、ヘロインやコカイン、そして、覚せい剤（アンフェタミン）事犯も大幅に増大する。これは、一九八〇年代後半から、南米のコカイン・カルテルがヨーロッパを新しい市場として進出してきたためであることも考えられるが、いずれにせよ、英国におけるヘロインやコカイン、覚せい剤のような薬物事犯増加の原因になったのは、若年層に流行した大麻であった。よく、ある人間が大麻を使用すると、その後のハードドラッグへの道になると指摘する声があるが、社会全体として、まず、若年層による大麻の蔓延がドラッグ許容的カルチャーをかもし出し、ついで、より年齢の高い層がコカインなどに手を出していくような傾向があるという。同じような傾向は、当時の西ドイツでもみられた。

ヨーロッパにおいて、独特の政策をとっているのがオランダである。オランダにおいては、「開かれた民主主義においては、非合法ドラッグを追放することが不可能である」という考えに立脚している。この政策においては、ドラッグは合法化されるわけではないが、その使用者の犯罪者化は望ましくないという考え方をしている。もともとオランダにおいてはマリファナの使用は一九五三年に改正された阿片法によって禁止されていたが、一九七六年にはこの阿片法を改正して、三〇グラム（後に五グラムに減じられた）を超えないマリファナの所持と使用を非犯罪化した。その前提として、一九七二年に、マリファナやハシッシュのようなソフトドラッグとヘロインやコカインなどのハードドラッグを区別して、別々の対処が提案されたことにある。すなわち、ソフトドラッグについては使用者も販売者も罰しないことと提言されたのだ。そのため、一九七〇年代には若者文化センターがマリファナ売買の中心となり、一九八〇年代になるとマリファナ販売所としてのコーヒーショップが普及しはじめた。さらに、特定の施設や教会でヘロインや注射器が入手でき、教会の特定の部屋においてはその使用ができるようになっているという。このようなオランダの政策は、ドラッグそのものの有害性というよりも、マリファナの所持や使用を刑事的に処遇することによってその使用者である多くの若者を犯罪者化したり、注射器を共用することによってＨＩＶウィルスが蔓延するなどのリスクを回避するという特別な概念をもととしているとされる。

プッシャー・スタッファー・スロワー

麻薬類のわが国への持ち込みには様々な手法が使われてきた。たとえば、阿片の密輸には、靴の踵《かかと》はもとより、オレンジやグレープフルーツのような果物、石鹼、人形、玩具、石膏の胸像、書物、額縁、材木、歯磨きチューブ、楽器、万年筆、肩パッド、カメラ、フィルムケース、冷蔵庫の外枠、スペアタイヤや実際に使われている車のタイヤ、燃料タンク、自転車のフレーム、消火器などが使われたことがあるという。そして、このように麻薬類をたくみに隠す犯罪者をプッシャーという。

ワールドカップ南アフリカ大会の開催された二〇一〇年七月には、南米コロンビアの首都ボゴタの国際空港にて、コカインにプラスチックを混ぜてワールドカップの優勝トロフィーの形に成形されたものが麻薬探知犬によって発見された。この「トロフィー」はスペインのマドリードあての郵便物として、ワールドカップ出場チームのポルトガルやウルグアイなどのユニホームのレプリカなどと一緒に入っていたという。このトロフィーの表面は金色に輝いており、高さは三六センチメートルでワールドカップの優勝杯そっくりに作り上げてあった。このトロフィーに含まれていたコカインはおよそ一一キログラムで末端価格で一億三〇〇〇万円相当という。

一方、麻薬類を人体に隠して持ち込むこともあり、このようなことをする犯罪者たちはスタッファーとかスロワーと呼ばれる。スタッファーとは、金属または厚いゴムの容器に入れたヘロインを肛門や膣に入れて運ぶ者をいう。

あるイギリス人女性は一九九三年にバンコクで一四二グラムのヘロインを膣に隠して日

本行きの飛行機に乗ろうとして逮捕された。一方、スロワーとはコンドームやラテックス製の手術用の手袋の指部分にヘロインを入れてデンタルフロスや釣り糸で口をしばったものを飲み込んで密輸する者をいう。これまで、このようなものを最高で二六〇個飲み込んだ例があったという（マーティン・ブース、一九九八年、三一三頁）。

第１章　ケシと阿片とモルヒネ・ヘロイン

もともとケシはヨーロッパ東部原産の植物であったが、その栽培は世界中に広まり、古代エジプトの壁画にもケシと思われる植物が描かれている。ケシの未熟果実に傷をつけて得られる乳液はほどなく黒化して固まる。この乳液を固めたものが阿片《あへん》である。

阿片には阿片アルカロイドと称される様々な化合物が含まれており、その代表的なものにはモルヒネの他、コデイン、テバイン、パパベリンなどがある。そして、これらのアルカロイドのうち、モルヒネにアセチル化という化学操作を加えて誕生したものがヘロインであった。ヘロインは鎮痛作用がモルヒネよりも強いものの、その依存性はモルヒネよりも圧倒的に強く、現在、医療には応用されていない。

阿片と人類とのつきあいはきわめて長いが、人類に嗜癖性薬物として乱用され始めたのは決して古いことではなく、そのはじまりは、一九世紀の清国であった。その結果としてひきおこされたのが阿片戦争である。この阿片吸飲の習慣は、英国にも逆輸入され、ヨーロッパにおける吸飲者の中では、英国の『阿片常用者の告白』を書いたド・クインシーや、フランスの詩人であるボードレールなどが有名である。

さらに、その後の戦争や交通網の発達により、阿片が世界中に広まることになる。阿片の害毒が広く知られるようになったことから、一八七五年にはサンフランシスコにおいて世界初の国際麻薬会議が開催され、一九〇二年には阿片の国際規制が行なわれるにいたった。

阿片が規制されると、代わって登場したのが大麻であった。大麻については後の章に述べる。この章では、まず、ケシについて説明した後、阿片、モルヒネ、次いでモルヒネ関連化合物の順に説明していくことにする。

ケシの植物学

ケシ（*Papaver somniferum*）はケシ科に属し、ヨーロッパ東部、トルコあたりを原産地とする越年生草本であり、阿片およびモルヒネの原料植物として栽培もされている。ケシ属のラテン語学名は*Papaver*というが、この学名の由来は、ギリシャ語の「**papa**（パン粥）」である。これは、そのケシ坊主を傷付けた際に出てくる乳液から命名された。

わが国では、ケシ属の植物の一部は「あへん法」および「麻薬及び向精神薬取締法」の適用をうける。すなわち、ケシ属の植物で「あへん法」の適用を受けるのは、前出のケシとアツミゲシ（*P. setigerum*）である。アツミゲシはケシと比べると、草姿がずっと小型で果実も小さい。実際にはほとんど栽培されていないという。一方、ハカマオニゲシ（*P. bracteatum*）というやはりケシ科の植物がある。ハカマオニゲシはモルヒネは含まないもののモルヒネ類似のアルカロイドであるテバイン（麻薬）を含む。そのため、麻薬原料植物として「麻薬及び向精神薬取締法」によって規制されている。

以上のいわゆる麻薬ゲシに対して、一般に庭で栽培されているヒナゲシ（虞美人草、*P. rhoeas*）やオニゲシ（*P. orientale*）などは麻薬成分を含まないので、栽培は規制されていない。その名前ゆえか、あるいはその毛深い草姿からか、オニゲシをいわゆる麻薬ゲシとまちがっている文献をよくみかける。ケシの特徴は、オニゲシとは異なり茎や葉に毛がなくてツルンとした印象で、白い粉を吹いたようになっていて葉の基部が茎を巻いていることである。ちなみに、虞美人草も毛深い。

ケシは、わが国では、五月ごろに茎頂に赤や白、しぼり、八重咲きなどの大きな美しい花をつけ、やがてケシ坊主といわれる大型の果実をつける。この果実は完熟すると、上部の穴から細かな種子が出てくる。前述のようにケシ坊主が未熟のうちに果皮に浅く傷をつけて、出てくる白い乳液（まもなく黒く凝固する）をかき取って乾燥させたものが阿片である。

ケシの栽培について

ケシは代表的な麻薬植物であり、一九九六年現在、ケシを栽培し阿片を正規に生産している国はインドや、中国、日本などに限られ、これらの国でも管理は厳重にされている。日本ではあへん法による許可のもとに、大阪府や和歌山県、茨城県などで栽培されている。

一方、世界の貧しい地帯において、ケシを不法に栽培して、阿片を採取しているところがある。そして、阿片から得られたモルヒネがヘロインに加工されて闇に出回っており、大きな社会問題となっている。現在、世界における主なケシの不正栽培地域は、「黄金の三角地帯（ゴールデン・トライアングル）」と呼ばれる東南アジアのタイ・ミャンマー・ラオスの三国の国境地帯、「黄金の三日月地帯」と称される西南アジアのパキスタン・アフガニスタン・イランの三国の国境地帯や、南米ペルー北東部からコロンビアのアンデス山脈に沿った地帯、さらに、中米メキシコのとくに南西部からグアテマラにかけての四つである。

一方、合法的な医療用阿片の生産の大部分はインドで行なわれており、一九九四年の統計によれば、その生産量は四四九トンである。これに対して、不正栽培地における阿片の生産総量は三〇〇〇トンを超える莫大な量となっているといわれる。こうして不正に栽培されて得られた阿片の大部分はヘロインに加工され、全世界に広がっていると思われる。

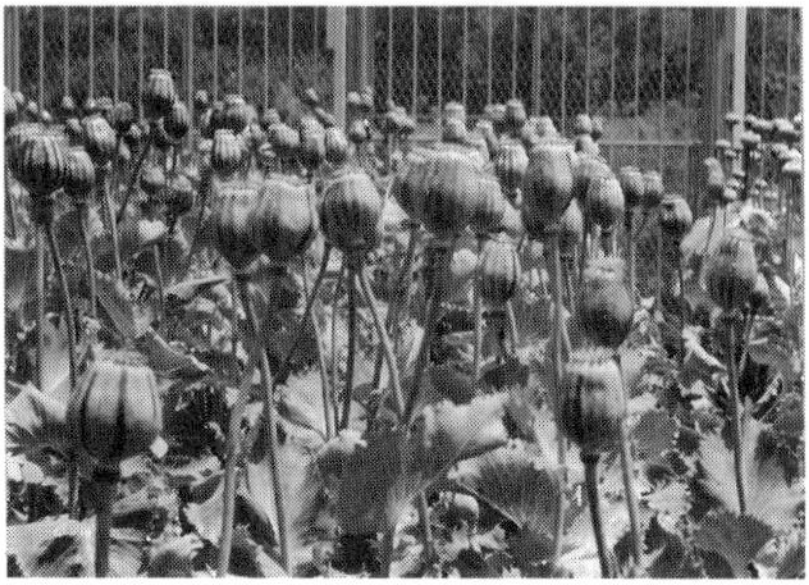

図１－１　ケシ坊主（一貫種、2007年５月、東京都薬用植物園）

様々な麻薬ゲシ

ケシには阿片収量のすぐれた栽培品種もある。そのひとつはトルコ種というもので、この品種のケシ坊主は横長となった形をしている。一方、わが国にも一貫種という高収量の品種がある。このケシは背丈が一・五メートルにも達し、ケシ坊主の形状は縦長である。このケシからの阿片の収量が一反（三〇〇坪／約九九二平方メートル）あたり一貫（三・七五キログラム）になるのでこの品種名があるという。

一方、これらの阿片生産品種と比較すると草丈もケシ坊主も小型で華奢な、もっぱら花を愛でるために栽培されてきた園芸品種もある。その中には八重咲きの花で、ボタンゲシあるいはカーネーションゲシなどと称されるものもあってとてもきれいである。しかしながら、これらのケシも阿片を産生するケシであり、ときおり、これらのケシが民家で栽培されているのが摘発されたりする事件がある。実は、ケシは第二次世界大戦以前には、観賞のため、あるいは若い茎葉を茹でて食べるためなどに結構一般に栽培されていたといい、おそらく、これらはその一部が残っていたものであろう。
以上述べたケシは草丈の大小や花の形、ケシ坊主の大小や形に違いがあるが、いずれも種としては同一のケシである。現在、規制されているケシの仲間としては、ここに述べたケシの他、あまり栽培されていないといわれる前出のアツミゲシや、ハカマオニゲシがいわゆる麻薬ゲシとして存在するわけである。

現在、わが国では、栽培されている麻薬ゲシ類を見学できるところとして、東京都薬用植物園（東京都立川市）がある。もちろん一般には囲いの外から観賞するなどの制限つきであるが、五月の開花時には非常に美しいケシの花を観賞することができる。

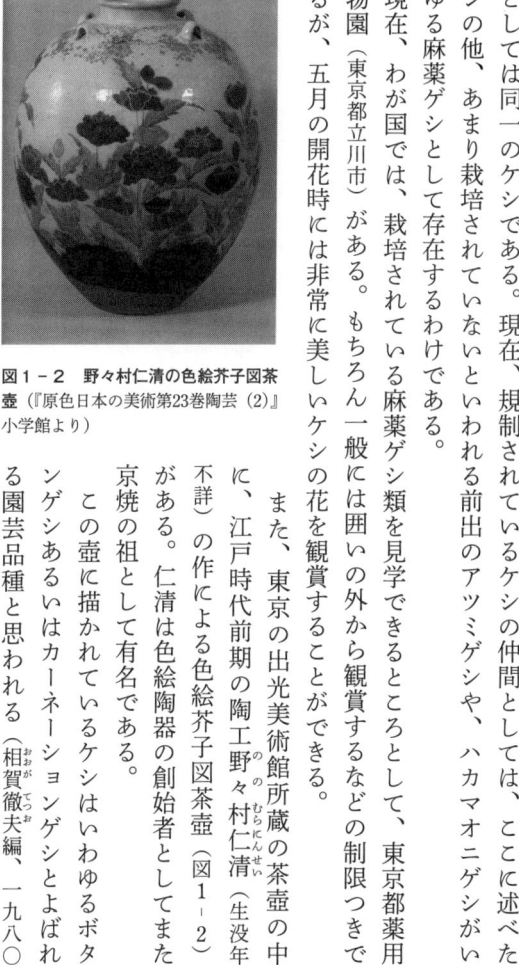

図1－2　野々村仁清の色絵芥子図茶壺（『原色日本の美術第23巻陶芸（2）』小学館より）

また、東京の出光美術館所蔵の茶壺の中に、江戸時代前期の陶工野《の》々《の》村《むら》仁《にん》清《せい》（生没年不詳）の作による色絵芥子図茶壺（図1－2）がある。仁清は色絵陶器の創始者としてまた京焼の祖として有名である。

この壺に描かれているケシはいわゆるボタンゲシあるいはカーネーションゲシとよばれる園芸品種と思われる（相《おお》賀《が》徹《てつ》夫《お》編、一九八〇

年、一〇六頁／塚本洋太郎、一九九八年、一二五頁）。

芥子とオピューン

ケシは漢字では罌粟、または芥子と書く。生薬学では、芥子と書いた時には一般にガイシと読み、アブラナ科のカラシナの種子のことである。なぜ、両者に共通の漢字があてられるようになったのだろうか。

実は、ケシもカラシナもその種子は細かい。たとえば、ケシの種子は一〇〇〇粒の重量でわずかに〇・三五グラムであり、一粒平均〇・三五ミリグラムとなる。そこで細かな種子を示すために、チリ・ゴミを示す塵芥の「芥」に、種子の意味がこめられている「子」を付けて、カラシナとケシの両者ともに芥子をあてるようになった。

前出のように、カラシナの方の芥子は生薬名としてはガイシと読んでいるが、この漢字はカイシとも読める。そして、カイシが訛ってケシと読むようになったのが、ケシという和名の語源であるといわれる。

一方、すでに述べたように、ケシ坊主に傷をつけて浸出する乳液を集めて固めたものが阿片であるが、わが国の法律では平仮名で「あへん」と記載している。阿片はインドから唐の都であった長安に持ち込まれ、七世紀の中国の医書には阿芙蓉、鴉片の名で掲載されている。実は、阿片という語の由来は、ギリシャ語の「オピューン（opion, 汁の意味）」やアラビア語の「アヒューン」を起源とする。そして、これらの語が中国で「阿芙蓉、鴉片」となり、そして、やがて日本語の阿片となったという。なお、ケシの仲間の植物を英語でオピウム（Opium）やポピー（Poppy）ともいうが、オピウムやポピーもオピューン由来の語であると考えられる。

わが国にケシが伝わったのは室町時代の末のことであり、その到来した場所は津軽であった。すなわち、現在の青森県である。そのため、阿片が「津軽」と呼ばれていたこともある。

阿片と人類

残存している阿片についての記録として最も古いものは、エーベルス・パピルスに書かれた記録であろう。エーベルス・パピルスはパピルス・エーベルス（Papyrus Ebers）ともいい、一八七二年にエジプトのルクソールで発見されたミイラの膝の間にあったという文書である。この文書は、ドイツ人の研究者エーベルス（一八三七〜九八）が手に入れたためにこの名前がつけられている。

この文書は紀元前一五五二年のもので、古代エジプトの医学薬学全書ともいえるものである。縦は約三〇センチメートルであるが、長さは約二〇メートルもあり、薬の記録だけでも約七〇〇種の動植物薬や鉱物が出ている。その中に「子供の泣き過ぎをふせぐ治療薬」として阿片が明確に記載されているという。パピルス・エーベルスにはまた、ケシ坊主と判読できる文字もあるそうだ。いわずもがなであるが、ケシ坊主こそ、現在でも唯一の阿片の供給源である。

阿片をケシ坊主から得る方法について記載されている古い文書には、紀元一世紀にまとめられたディオスコリデス（四〇頃～九〇）による『マテリア・メディカ』がある。その記述によれば、阿片の採取法は、「ケシが花弁を落としてから二～三日の後、高さも幅も約五センチメートルくらいの緑色のさや、いわゆるケシ坊主が発生する。このさやが未熟なときに、刃物でこれに切れ目をつけると乳液状の浸出物が出る。この乳液状のものは結構速く凝固するので、これを集めて固めたものが生の阿片である。なお、ケシ坊主に傷をつけるときには、さやに穴をあけたり、中の種子に触れたりしてはいけない」とされる。今でも、この説明と全く同じ方法で阿片が採取されている。

阿片をアルコールに溶かし込んだ阿片チンキは一六六〇年、イギリス人医師のトーマス・シデナム（一六二四～八九）によってもたらされた。彼は赤ワインまたはポート酒に阿片を溶解した阿片剤をつくり、これをシデナムの阿片チンキと名付けた。

阿片の吸飲に関してはド・クインシー（一七八五〜一八五九）が一八二二年に発表した本の翻訳である『阿片常用者の告白』（ド・クインシー、野島秀勝訳、二〇〇七年／旧訳は、ディ・クィンシー、田部重治訳、一九三七年）が出版されている。この作品は、文学として薬物依存をテーマとしたおそらく史上最初のものとして知られるという。残念ながら、筆者には文学を正当に評価する能力がないのか、その良さがよくわからないが、付録にある「いかに阿片を絶つことが出来たか」という内容の記述には若干興味がもたれた。彼は、結局、最後まで阿片チンキとして服用していた阿片を絶つことはできなかったようである。しかも、どうやら、彼が阿片の作用としているものの中にはアルコールの作用も混入しているのではないかという見方もあるようだ。ド・クインシーの作品はフランスの詩人ボードレール（一八二一〜六七）や、やはりフランスの詩人であり、作家・画家などとしても活躍したジャン・コクトー（一八八九〜一九六三）らにも影響を与えている。

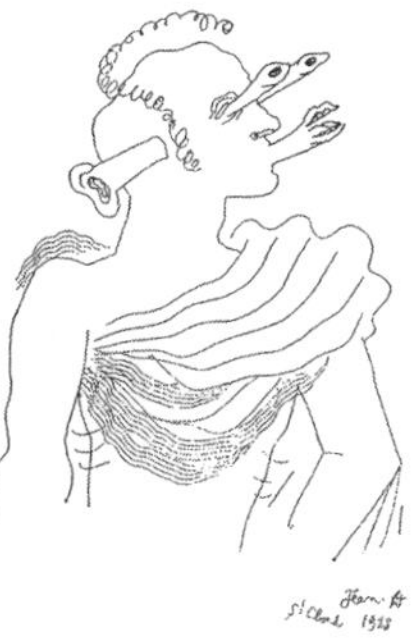

図1－4　コクトーの描画（ジャン・コクトー（堀口大學訳）『阿片』1952年、57頁より）

　ドラッグにはアップ系のものとダウナー系のものがあるといわれるが、阿片は典型的なダウナー系のドラッグである。ダウナーとは、ひたすら脱力と安心を促すものであり、恍惚として、しかも無為に時を過ごす世界といえる。アルコールもダウナー系であるが、酒類は主に気を緩ませる効き方をするのに対し、阿片は思考停止であり、意識そのものが無化する傾向になるという。

阿片戦争

阿片が中国に伝わったのは一三世紀の前半であったが、その利用は一旦とだえ、再び利用されるようになったのは一六世紀になってからのことである。その利用法は主に下痢の治療にあり、使用量はそう多くはなかった。

ところが、清朝時代(一六一六〜一九一二)の一八世紀後半から一九世紀の前半にかけて、中国はイギリスからインド産の阿片を輸入して、その喫煙をし始めた。その結果、大量の阿片を消費することになり、またたくさんの依存者が出たのである。依存については先に述べたように精神的依存と身体的依存があるが、阿片の主成分のモルヒネは両方の依存とも強い。

喫煙による阿片の摂取法はコロンブスらの新大陸発見に端を発したタバコの普及からともいえる。阿片の吸飲は清朝後期の中国で大きくひろまったが、阿片吸飲の普及は、それまで主に医療に用いられていた阿片がドラッグ化したということになる。吸煙と阿片がコンビになったことは、世界最悪の文化交流ともいわれる。

イギリスは中国から大量の茶葉や絹織物・陶磁器などを買い入れ、その代金をメキシコ産の銀で支払っていた。そのために、イギリスの銀は払底し、中国には大量の銀が入った。その銀をとりもどそうとしたイギリスは、インドにおいてケシの栽培と阿片製造に成功していたので、その阿片を中国に輸出することにしたのである。インドのベンガル政府の疲弊した財政にとっても阿片による収入は命の綱ともいうべきものであった。一方、イギリスはインドから綿花を輸入し加工品の綿織物を輸出した。これを三角貿易という。結局、中国は阿片の代価を茶葉などの輸出のみではまかなえず、銀が流出することになる。また、阿片喫煙習慣で、中国国内は疲弊することになった。

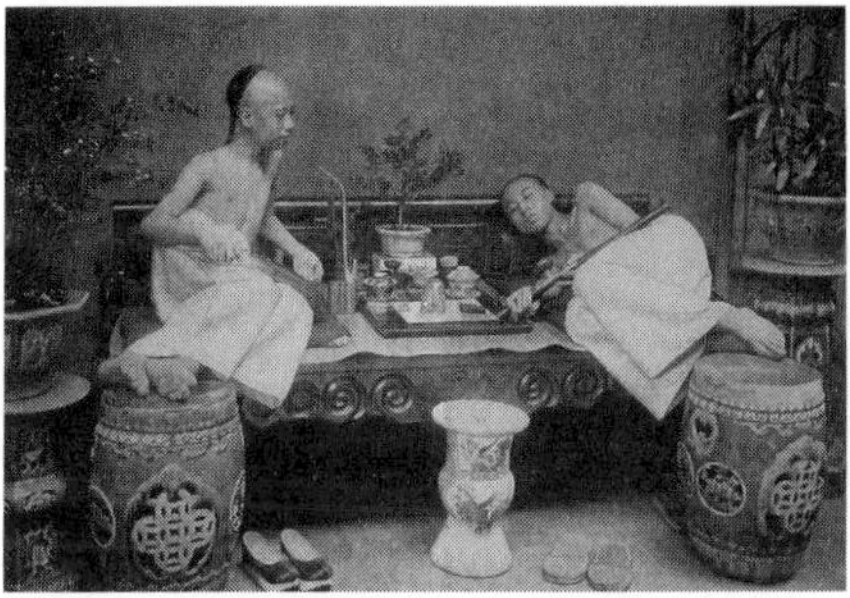

図1－5　19世紀中国の阿片窟の様子（M.H. ツェンク、田端守、*Nat.Med.*, 50,94, 1996より）

清朝の官吏、林則徐（一七八五～一八五〇）は、多くの中国人が阿片中毒におちいっていることを憂い、イギリス商人から阿片一四二五トンを没収して処分した。その報復としてイギリスが中国を攻めたのが阿片戦争（一八四〇～四二）の始まりである。一八四一年一月には広東攻撃も始まる。あろうことか、林則徐は「阿片吸飲を根絶やしにすることも出来ず、密輸を断たせることも出来ない」とのいいがかりをつけられ、自分を大臣に任命した道光帝（一七八二～一八五〇、在位は一八二〇～五〇）によって罷免されてしまった（後に復活）。一九九七年に中国に返還された香港は、中国の阿片戦争敗北による南京条約（一八四二年八月二九日）の結果、イギリスに割譲されたものである。

その後、香港は阿片密貿易の拠点となり、インドでの阿片の生産量も増え続ける。そして、イギリスは、阿片の中国への輸入を認めさせようとして中国を説得する努力を続けていた。密貿易はさらに盛んとなり、中国の役人がそれを阻止しようとして、「第二次阿片戦争（一八五六～五八）」となる。やがて、一八五八年に天津条約が結ばれる。その結果、阿片は堂々と中国へ入っていけるようになった。

あくまでも阿片戦争の主目的は、イギリスが阿片貿易を認めさせることにあったのである。戦争まで引き起こすことになった阿片は世界最悪の毒の一つともいえよう。阿片戦争については陳舜臣による『実録アヘン戦争』（中央公論社）や譚璐美《たんろみ》による『阿片の中国史』（新潮社）に詳しい。

日本で明治維新（一八六七年）が急速に進行した背景には、この阿片とイギリスと中国にまつわる話もからんでいたという。一方、アメリカがイギリスから独立する原因の一つとなったのはボストン・ティー・パーティ（ボストン茶会事件、一七七三年）と呼ばれる紅茶に関する事件であった。このように、歴史上、阿片や紅茶のような植物由来製品が一国の運命を左右することがあったことはとても興味深いことである。

日中戦争と阿片

その後、中国は再び阿片に汚染されることになる。今度、阿片を持ち込んだのは日本であった。旧大日本帝国は一九三二年、中国の東北地域に満州国をつくった。そして、一九三七年七月七日の盧溝橋事件を契機に勃発した日中戦争を維持する戦費獲得のために中国に阿片を持ち込んだのである。結局、その後、一九四一年一二月八日には太平洋戦争へと発展することになる。

佐野眞一による『阿片王』（新潮社）には、阿片をめぐって、軍と戦後政財界の大立て者となる人物を含む多くの人たちが関連した様相が詳細な調査のもとにまとめられている。それによれば、阿片に関わる中心人物となった里見甫《さとみはじめ》（一八九六〜一九六五）は中国の地下組織である青幇《チンパン》などとも連携し、上海での阿片密売を取り仕切る里見機関を設立した。そして、阿片によって得た莫大な利益を関東軍の戦費に充てていたという。

日本はすでに満州事変（一九三一年）の時期に、満州と華北を主な舞台として、阿片やヘロインによって中国を大規模に汚染していた（江口圭一、一九八八年、五五頁）。関東軍は満州で極秘にケシを栽培し、阿片生産もしていたという。前出の里見は、阿片による利益かせぎの中心となった人物の一人で、阿片王と呼ばれた。彼は、戦後、民間人第一号のA級戦犯として巣鴨プリズンに囚われの身となるも、極東軍事裁判において無罪となった。

一方、軍部において満州国建国の中心人物となったのは、満州の夜の帝王とも呼ばれた甘粕正彦《あまかすまさひこ》（一八九一〜一九四五）であった。よく知られているように甘粕は、大杉栄事件（一九二三年）にて投獄された後、パリに在住した。その後、大陸に渡り、傀儡《かいらい》国家の満州国を作るために、清国のラストエンペラーであった愛新覚羅溥儀《あいしんかくらふぎ》（宣統帝、一九〇六〜六七）の連れ出しに中心的役割を果たした人物でもある。なお、愛新覚羅（満州語ではアイシンギョロと発音する）の愛新とは「金」を意味し、覚羅の方は「古い由緒ある家柄の姓」を意味するという。すなわち、宣統帝の姓は「金」であるということになる。

甘粕は、一九四五年、日本の無条件降伏が決まり、ソ連軍の満州侵攻の報を聞いたことにより「大ばくち　もとも子もなく　すってんてん」と黒板に書いた他、遺言三通と鉛筆の走り書き二通を残し、青酸カリ服用による自殺をする（角田房子、二〇〇五年、三五四頁）。

なお、満州国皇帝溥儀の皇后の婉容（えんよう、またはワンロン、一九〇六〜四六）はひどい阿片の依存症におちいっていたようである。溥儀の弟の溥傑《ふけつ》（一九〇七～九四）に、日本の嵯峨家から嫁いだ愛新覚羅浩《あいしんかくらひろ》（本名は嵯峨浩《さがひろ》、一九一四～八七）の自伝によれば、一九四六年四月、浩とともに留置場に入れられた婉容は、阿片の供給を絶たれた。そのため、禁断症状により「皇后は終日、狂気のように叫んだり、呻《うめ》いたりしながら、板敷きの上を転げまわり、目を剝《む》いて苦悶《くもん》なさるようになりました」（愛新覚羅浩、一九九二年、一六五頁）とある。

　当時の日本は、里見らの暗躍による阿片の中国大陸への持ち込みによって莫大な利益を得、この利益は関東軍の中国侵略戦争の資金となったのみならず、皮肉なことに日本と戦っていた国民党軍の蔣介石（一八八七～一九七五）のところにも入って軍資金となっていたという。まさに阿片を制する者が中国を支配するといった観である。そこで、日中戦争のことを「日中阿片戦争」あるいは「二〇世紀の阿片戦争」と呼ぶ人もいる。

　よく「毒を以て毒を制す」という言葉が使われるが、この言葉の語源は満州における阿片にあったという。もっといえば、日本の阿片政策であった。一九三〇年代の終わりには、中国人の一〇％（約四〇〇〇万人）が阿片常用者であったと推定されている。また、中国における阿片の国内生産と輸入は一九四九年、四年間の激しい内戦のあげく国民党軍が共産軍に敗れるまで続いた。一九五〇年二月、共産党政府はケシの栽培と阿片その他のすべての麻薬の生産・輸入・販売を禁じた。そして、一九六〇年には中国は阿片常用からようやくほぼ解放された。

ゼルチュルネルとモルヒネの単離

ここまでにも何回か述べてきたように、阿片から得られる有効成分のひとつがモルヒネである。モルヒネは生薬の有効成分として初期に純粋な形で得られた化合物のひとつであり、また、モルヒネは人類が最初に純粋な形のアルカロイドとして得た化合物でもあった。モルヒネは乱用薬物としてよく知られている他、医薬品としてもいまだに大変に重要な位置を占めている。このモルヒネが阿片から単離されるまでの話をしよう。

人類は科学の発達、とくに有機化学や周辺の科学の発達により、効果の明らかな生薬には、ある生物活性を有する化学物質(これを有効成分という)が含まれていることを見いだすことになる。その嚆矢が、ドイツの薬局で働いていたゼルチュルネル(一七八三〜一八四一)による一九世紀初頭の阿片からのモルヒネの単離であった。

阿片からのモルヒネの単離報告は一八〇五年に刊行された*Journal der Pharmacie*にあり、報告中に、純粋な"Mohnsäure(Opiumsäure)"の単離とその化学的研究が含まれている。実はこの時代、植物由来の有機成分はすべて酸であると想定されていたので〜säure

（酸）という名称がついている。しかし、Mohnsäureとして報告されたこの化合物こそ実はモルヒネそのものであった。その後、ゼルチュルネルは自らの実験を追試した結果を一八一七年に刊行された*Annalen der Phisik*において発表している。この論文においては、この物質について“Morphium（morphine）”という名前を使用している。

これより前の一八〇三年に、フランスの薬剤師であるデローネ（一七七四〜一八五五）が、アヘンアルカロイド製剤を調製して「デローネ塩」として発表した。この製剤はヨーロッパにおいて大変有名となったためもあり、長いあいだ、彼がモルヒネの発見者であるとみなされてきたことがある。しかし、モルヒネの発見者は一八〇五年に最初に純粋なモルヒネを単離報告したゼルチュルネルに帰すのが妥当であろう。

ゼルチュルネルが阿片からモルヒネを単離したことを報告した一八〇五年前後の化学分野のトピックとしては、一七七四年にラボアジェ（一七四三〜九四）が「質量保存の法則」を発表したことがある。また、印刷公表はされていなかったものの、一七七二年にはシェーレ（一七四二〜八六）が酸素を発見していたという。この時代は化学がその後、独立した学問として発展していくための種々の基本的な発見が相次ぎ、それまでの錬金術時代の終焉といわれる時期でもあった。一方、わが国では、前年の一八〇四年は華岡青洲が通仙散を用いて、全身麻酔に成功した年にあたる。このことは第6章に述べる。なお、同時期の

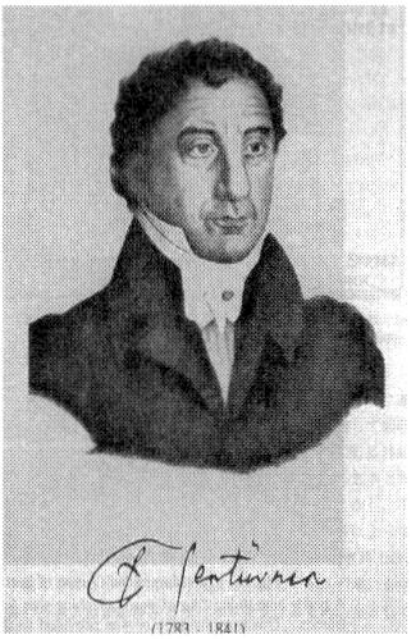

図1－6　ゼルチュルネルの肖像（M.H. ツェンク、田端守、*Nat. Med.*, **50**, 95, 1996）より

一七八三年にはアメリカ合衆国の独立、一七八九年にはフランス革命という動きもあった。

ところでゼルチュルネルのその後であるが、彼は薬局での修業の経験があり、その間にモルヒネ単離という大きな業績もあげたものの、晩年は薬よりも猟銃の弾の込め方の改良などの発明に没頭したらしい。これはあまり知られてはいないことであるが、それまで猟銃の弾は鉄砲の先の方から込めていたが、それを手元の方から込めるように改良したのは晩年のゼルチュルネルであったという。ゼルチュルネルの死後七六年たった一九一七年に遺体が改葬された際、石棺を開いた人々は、ミイラ化したゼルチュルネルの遺体のかたわらに、彼の友人たちが副葬品として持たせた一キログラムの純粋なモルヒネのはいった容器を見いだした。

モルヒネの化学構造は結構複雑であり、解明されたのは、ゼルチュルネルがモルヒネを単離してから約一二〇年も後のことであった。すなわち、一九二五年、イギリスのマンチエスター大学の有機化学教授ロバート・ロビンソン（一八八六〜一九七五）がモルヒネの推定化学構造を提出したのである。

その際、ロビンソンは、モルヒネは、アミノ酸のチロシンが分子中に組み込まれて生合成されると推定した。その後、このモルヒネの推定生合成経路の正しいことが証明された。現在ではモルヒネの生合成経路は完全に解明されている。そして、モルヒネの単離から一五〇年ほどたって、その全化学合成も達成された。

モルヒネと脳内麻薬の話

私たちの脳には、脳内麻薬あるいは脳内モルヒネと称される化合物が存在している。脳内モルヒネにはエンドルフィンやエンケファリンがある。

エンドルフィンという語は脳内モルヒネまたは内因性（体内性）のモルヒネ（endogenous morphine）を語源としており、すべてのセキツイ動物の脳や脳下垂体の他、腸管や胃、副腎、脊髄などに見いだされる。そして、その作用はモルヒネに類似している。エンドルフィンには、α-、β-、γ-エンドルフィン他の化合物が含まれる。この中では、β-エンドルフィンが

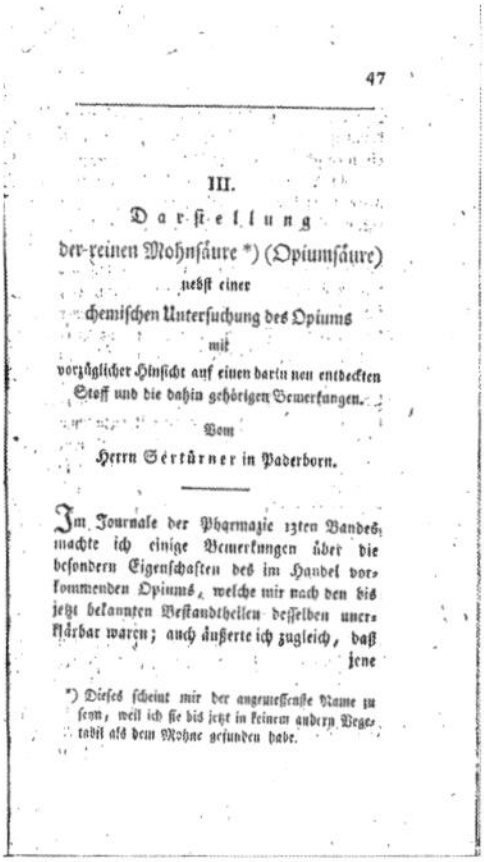

47

III.

Darstellung

der reinen Mohnsäure *) (Opiumsäure)

nebst einer

chemischen Untersuchung des Opiums

mit

vorzüglicher Hinsicht auf einen darin neu entdeckten Stoff und die dahin gehörigen Bemerkungen.

Vom

Herrn Sertürner in Paderborn.

Im Journale der Pharmazie 13ten Bandes, machte ich einige Bemerkungen über die besondern Eigenschaften des im Handel vorkommenden Opiums, welche mir nach den bis jetzt bekannten Bestandtheilen desselben unerklärbar waren; auch äußerte ich zugleich, daß jene

*) Dieses scheint mir der angemessenste Name zu seyn, weil ich sie bis jetzt in keinem andern Vegetabil als dem Mohne gefunden habe.

図1－7　阿片よりモルヒネの単離を発表した論文の表紙のコピー（*J. Pharmacie*, 47, 1805）

最もモルヒネ様活性が高い。

一方、一九七五年になって、エンケファリンと命名された脳内モルヒネ類がイギリスのヒューズらによって報告された（J.Hughes et al., *Nature*, 258, 577〔1975〕）。彼らは、発見した化合物に予め予想した機能を意味するエンドルフィンのような名称はつけたくなかったので、あえてエンケファリン（enkephalin）と命名したという。エンケファリンとはギリシャ語による「頭の中に」という意味であり、**en** とは内部、**kephalin** 部分はラテン語で頭を意味する **cephalo-** をその語源としている（C・F・レヴィンソール〔加藤・大久保訳〕、一九九二年、一四七頁）。しかし、現在はエンケファリン類も含めてエンドルフィンと総称することになっている。

さて、以上のように多くの脳内モルヒネ類が「エンドルフィン」として報告されているが、いずれも、その化学構造の窒素側の末端がL-チロシンとなっているペプチドであることに特徴がある。そこで、エンドルフィンとレセプターの結合で、鍵となる要素は末端のL-チロシン残基であると考えられている。実際に、エンドルフィンのL-チロシン残基をL-フェニルアラニンやD-チロシンに変えたり、L-チロシン残基のフェノール性水酸基やアミノ基にメチル基などの置換基を導入したり、フェノール基を他の置換基に置き換えたりすると鎮痛作用が消失することが知られている。

なお、これらのエンドルフィンは一般に酵素で分解されやすく、また、モルヒネ様の耐性や依存性を示すことから、現在のところ、医療には応用されていない。

これらの脳内モルヒネの存在や作用に関しては、走ることに快感を感じるようになるランナーズハイの他、リストカットをくり返す子供たちがいること、バンジージャンプや絶叫マシンを好む性向、首を絞めて快感を得る異常性欲、そして、いわゆるSMプレイのマゾヒズムなどにも関係しているのではないかと考えられている。

ケシの合法的栽培

先に述べたように、現在、ケシを最も大々的に栽培しているのはインドである。約一万三〇〇〇ヘクタールの畑において、政府の厳重な管理のもとにケシが栽培されていて、二〇〇〇年前と本質的に同じ方法で阿片が採取されているという。世界中の合法的なモルヒネ需要の四五%はこのインド産の阿片から得られている。

一方、オーストラリアのタスマニア島産のケシの場合はその莢《さや》から有機溶剤でアルカロイドを抽出しており、こちらは世界需要のモルヒネの約四〇%を供給している。その他、トルコやフランス、スペインにおいてもケシの莢から抽出する方法でモルヒネ他の阿片アルカロイドが生産されている。

医薬としての応用

阿片からは二〇種以上にわたるアルカロイドが単離されるが、その中で最も量が多く、主たる活性成分となっているのがモルヒネである。前述のようにモルヒネは一八〇五年に単離報告された。

その後、一八三二年に注射法が発明されたことによって、一九世紀の戦争時には、鎮痛剤として、かなり無秩序にモルヒネの注射が使われることになった。すなわち、クリミア戦争(一八五三〜五六)に始まり、アメリカの南北戦争(一八六一〜六五)や普仏戦争(独仏戦争、一八七〇〜七一)などの近代戦争によって発達した外科治療にあたった医師たちが、無警戒にモルヒネを使ったことにより、戦傷者に多くのモルヒネ依存者が出ることになったのである。そのため、モルヒネの依存症は「兵隊病」と呼ばれたこともある。

一八三二年、モルヒネについで阿片から二番目に発見されたのがコデインである。コデインはモルヒネによく似た化学構造をしているが、その鎮痛効果はモルヒネの約五分の一である。ただし、コデインは習慣性になることが少なく、その安全性のゆえに、後述のように、一定の基準を満たせば「家庭麻薬」として、咽頭炎や月経困難、耳下腺炎、神経炎、そして、あらゆる病気のなかでも最も一般的な風邪の薬にも配合されている。

阿片第三のアルカロイドといえるものが一八四八年に単離されたパパベリンである。パパベリンももちろん阿片アルカロイドの一種であるが、このアルカロイドの化学構造はコデインやモルヒネとはだいぶ異なる。パパベリンは麻酔効果を持たないし、習慣性になる恐れも全くない。パパベリンは平滑筋の鎮痙薬であり、また、血行を増す効果は絶大である。そのため、パパベリンは、狭心症やその他の心臓病にも応用されている。

モルヒネの医療上の地位とその生産方法

モルヒネの五〜一〇ミリグラムを皮下注射するとその作用は五〜六時間続く。しかし、モルヒネには「耐性」という性質があり、このために、このモルヒネの投与量は段々と増やさざるを得なくなる。そして、モルヒネの投与量を一五〜二〇ミリグラムに増やすと、痛みが消える前に患者は眠ってしまう。また、三〇ミリグラムを超えると急性中毒となり、昏睡状態におちいり、血圧が下がり、血液が脳に回らなくなって脳死へと進むことがあるともいう。

胃けいれんやがんの痛みをおさえる医薬品としては、今日でもモルヒネに勝る医薬品はなく、医療上重要な位置を占めている薬物である。そのため、モルヒネはまさに人類の宝の一つといってよい化合物ともいえよう。

前述のように、モルヒネの化学構造は結構複雑であるが、モルヒネは阿片に比較的大量に含まれている。そこで、モルヒネの全化学合成も一応完成されているものの、現在でも、モルヒネは化学合成で得るよりも、阿片から単離する方がはるかに経済的に有利に生産できる。そのため、今日に至るまで、モルヒネはもっぱら、栽培されたケシ由来の阿片から単離されたものが使われている。

がんとモルヒネ徐放剤

モルヒネのがんにおける痛みに対する効果の重要性は、もっと強調すべきことであると思われる。がんで亡くなられた方の七割くらいが激痛に苦しんだというからである。がんの進行による激烈な痛みをとり、患者のクオリティーオブライフ（生活の質）の改善をはかることは重要なことである。

がんによる疼痛を緩和するためにはモルヒネ硫酸塩のような医療用の麻薬を、経口製剤あるいは座薬として定期的に使用すればいいのだが、日本での医療用の麻薬の使用量は、先進七ヵ国（使用量の順番にアメリカ、カナダ、ドイツ、オーストラリア、フランス、イギリス、日本）の中で極端に少ない。すなわち、先進国の中でモルヒネを最も多く使用しているアメリカと比較すると現段階では四〇分の一以下にしかならないし、日本の次に少ない六番目のイギリスと比較しても五分の一以下であるという。

このことは、せっかく効果的に痛みをとる方法があるのにその方法を使っていないという状況にあることを意味している。東京大学医学部の中川恵一によれば、これは「先入観として麻薬を体内に入れてしまったら命が縮んでしまうと考えている人が多いからです」という、さらに氏は「『中毒になる』、『効かなくなる』、『意識がなくなる』、『最後の手段』と考えてしまうことも何となくわかりますが、それは全て誤解です。痛みをとったほうが長生きするのです」と述べておられる（中川恵一、二〇一〇年）。なお、モルヒネ硫酸塩をがんの疼痛緩和目的で経口製剤あるいは座薬として投与した場合には、依存性の形成は弱いといわれていることも付記しておく。

以上のことは、医療担当者にとっても患者にとっても、麻薬は恐ろしいという先入観だけがあって積極的に用いることができていないということを如実に示している。使い方によってはおそらく人類最高の薬のひとつともいえるモルヒネが、わが国ではうまく活用されていない原因はどこにあるのか、よく追究しておく必要があると思われる。

阿片アルカロイドの効用

阿片アルカロイドの主なものには、モルヒネの他、コデインやテバイン、パパベリンがあることはすでに述べた。

モルヒネには下痢を止める作用もあり、モルヒネの原料である阿片は鎮痛剤として使われるよりもずっと前からこの目的で使われてきた。この目的でモルヒネを使用する際には注射よりも内服の方が効果がある。

モルヒネの鎮痛や下痢を止める以外の作用としては、あまり望ましいものはなく、たとえば、呼吸運動をおさえるはたらきや、吐き気や嘔吐を起こす引き金になる部位を刺激する作用、瞳を小さくする作用などがある。最後に述べた瞳に対する作用は、瞳をあたかもピンの尖端のように小さくすることから、この現象は、モルヒネ中毒者を見つけるときの重要な手がかりとなっているという。

モルヒネの五〜一〇ミリグラムを投与されると大脳機能は低下し、痛みや疲労などの不快感は消失する。しかし、意識は失われない。ついで、注意力・判断力が低下し、幻想や幻覚が出現し、一種の快感を覚えるようになる。これを多幸感といい、モルヒネ依存の原因となる。しかし、もし、これ以上の多量、たとえば三〇ミリグラムも投与すると、前述のように急性中毒をひきおこすことがあり、場合によっては呼吸中枢の麻痺によって死亡することもあるという。

一方、麻酔薬として使われる薬物は、投与されると、最初、大脳皮質に作用し、辺縁系と称される古い皮質が影響を受け、次に脊髄、そして最後に呼吸が影響を受ける。すなわち、非常に初期から昏睡がおこるが、なかなか死に至ることはない。そういう薬物が麻酔薬として応用されうる。これに対して、モルヒネは大脳に強く作用するものの、いち早く呼吸をも支配する脳幹がやられてしまう。だから、モルヒネは麻酔薬にはならないのである。

モルヒネに化学構造の類似した他の主な阿片アルカロイドとしては、先に述べたコデインの他テバインなども知られている。

コデインの鎮痛作用はモルヒネの約六分の一、鎮静作用、呼吸抑制作用などは四分の一、あるいはそれ以下とされる。これに対して、先に少し述べたように、コデインは延髄にある「咳」の中枢を抑えるはたらきが強いため、鎮咳作用はモルヒネと比較してそれほど低くない。そのため、コデインはリン酸塩として、もっぱら「咳止め」、すなわち、鎮咳薬として使われる。コデインそのものは麻薬に指定されているものの、コデインを一％以下しか含有しないものは麻薬から除外されていて「家庭麻薬」と称されており、市販の風邪薬にも配合されている。

阿片からはテバインも単離されている。テバインという名称は古代エジプトの首都であったテーベに因んだ名称である。テバインはモルヒネが生合成される際の生合成前駆体にあたり、テバイン→コデイン→モルヒネと生合成が進むことが知られている。テバインはモルヒネと同じ基本骨格を有しており、麻薬に指定されているが、阿片におけるその含量は少ない。一方、ハカマオニゲシはモルヒネは含まないものの、テバインが含まれている。そのため、ハカマオニゲシは「麻薬及び向精神薬取締法」において麻薬原料植物として規制されている。

現在の星薬科大学の創設にもかかわった星一《ほしはじめ》（一八七三〜一九五一）は一九一四年に医療用の国産のモルヒネなどのアルカロイドの生産事業を開始する。しかしながら、この事業は結局、星が不可解な事件にまきこまれた影響などで撤退せざるを得なくなる。その顚末は、ショート・ショートで有名な、子息の星新一（一九二六〜九七）により、『人民は弱し官吏は強し』（新潮社）という表題の本としてまとめられている。

ヘロインは次の項で詳述するが、モルヒネのアセチル化によって得られる薬物である。ヘロインは当初「咳止め」として発売され、大変に期待された薬物であった。しかしながら、ヘロインの鎮咳作用はモルヒネより強いものの、陶酔感や依存性もきわめて強いことがその後わかった。現在、ヘロインは医療に用いられていない。

アスピリンとヘロイン

ここまでに述べてきたように、ケシの花が終わったあとに出来るケシ坊主に傷をつけることによって阿片が得られる。阿片には阿片アルカロイドと呼ばれる一群の化合物が含まれており、阿片から得られる主成分がモルヒネである。

ドイツのバイエル社は一八九九年にアスピリンという解熱鎮痛薬を発売した。アスピリンはサリチル酸をアセチル化して得られた化合物である。サリチル酸が解熱鎮痛作用のあることはそれまでにすでに知られていたが、サリチル酸には胃を荒らすという副作用があった。この副作用はサリチル酸をアセチル化することによって軽減されることがわかり、こうして得られたアセチルサリチル酸が商品名アスピリンとして発売に至ったわけである。アスピリンは今でも世界中で大量に使われている重要な医薬品となっている。

一方、このアスピリン発売と同時期の一八九九年にやはりバイエル社から、モルヒネをアセチル化して製した医薬品が発売された。この化合物はすでに一八七四年ロンドンのセントメリー病院の薬剤師C・R・オールダー・ライトによって化学合成されていたものである。

この化合物は鎮咳剤として発売されたが、発売にあたっては大きな期待が込められ、ドイツ語のheroisch（英雄の、気高い、壮大な）を語源としてヘロインと名付けられた。確かに、この医薬品はモルヒネよりも鎮咳作用が強力であり、一八九九〜一九一〇年の間、販売されていた。しかしながら、その依存性や禁断症状も極めて強いことがわかった。ヘロイン服用の結果としては、「ただ虚ろな目をしてベッドに横たわり、よだれをたらしている」（佐藤哲彦ら、二〇〇九年、八八頁）という状況であったという。その望ましくない作用により、現在はヘロインの医療への応用はない。幸いに、わが国では、覚せい剤と比較すると、その流通量ははるかに少ないと思われるものの、世界では、ヘロインは現在、最も大量に出回っている「依存性薬物」のひとつである。

一九世紀はモルヒネの単離に始まり、ヘロインの合成で終わったといえる。阿片戦争が勃発したのも、モルヒネ注射による「兵隊病」が多発したのも、一九世紀のことであった。

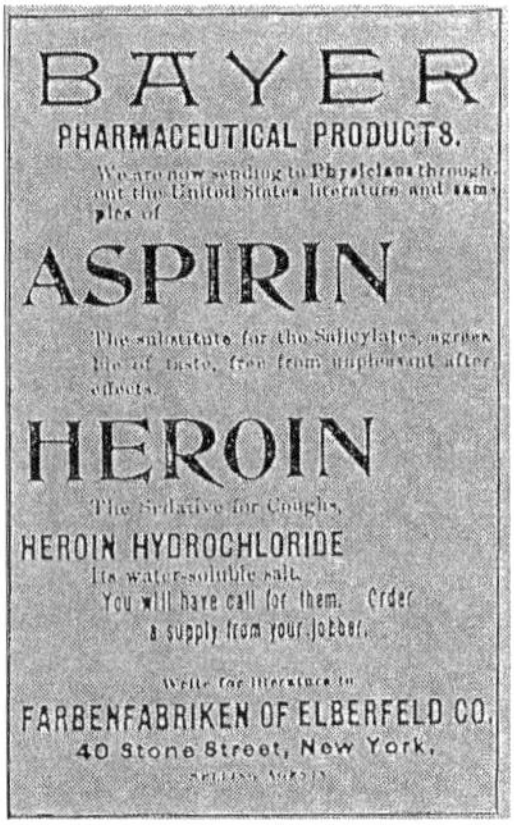

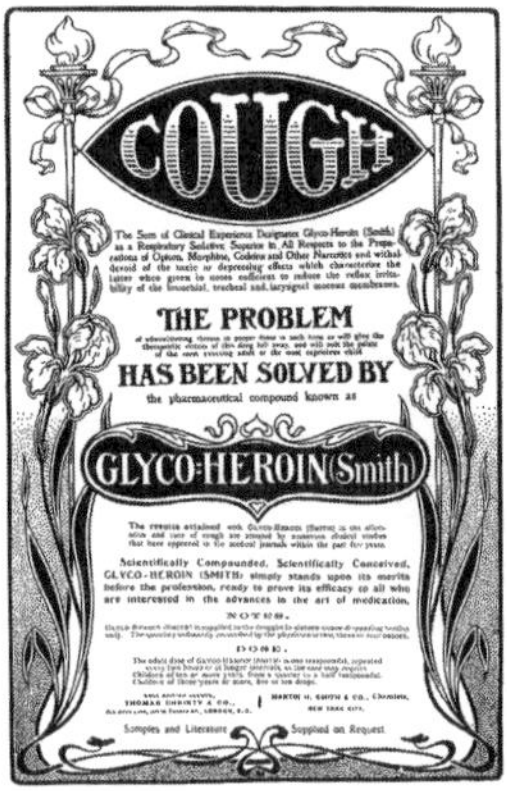

図1－8
（上）バイエル社によるアスピリンとヘロインの広告（http://www.wipwapweb.com/より）
（下）鎮咳剤としてのヘロインの広告（http://www.wipwapweb.com/より）

後に述べる、麻薬となるアルカロイド類の多くも一九世紀に人類が手にしたものが多い。一九世紀は麻薬の歴史において最重要世紀だったといえるかもしれない。

一方、二〇世紀における日中戦争に阿片がからんでいたことはすでに述べた。また、ベトナム戦争（一九六〇年または一九六五年〜七五年）は、前出の「黄金の三角地帯」の近接地帯で展開された戦争であった。そのため、ヘロイン中毒に陥った米国兵士が多数出たという。つくづく、戦争と麻薬は深く結びついているものであると思う。

モルヒネやヘロインの耐性獲得と禁断症状

モルヒネやヘロインの特徴は、反復使用によって容易に耐薬性が上昇することであるという。つまり、モルヒネならば、普通数ミリグラムで鎮痛作用があるものが、やがて、それだけの量では効かなくなってしまう。これを「耐性」獲得という。

また、耐性を獲得するような状況になると、その個体はもはやモルヒネやヘロインなしでは生体のバランスが保てなくなる。これを「身体的依存」といい、薬物が絶たれた場合におこる身体症状を禁断症状という。モルヒネやヘロイン依存者の特徴は激烈な禁断症状である。この禁断症状は一名、コールド・ターキーともいい、典型的な鳥肌となる。そして、禁断症状のおきた者は睡眠も休息も取れなくなってしまうという。

たとえば、ヘロイン投与を中断すると、その禁断症状は「自律神経の嵐」と称される全身的で激烈なものとしてあらわれる（中村希明、一九九三年）。この本から患者の観察結果を引用させていただく（同書、一四〇頁）。

はじめの軽度なうちは、患者は眠くなってしきりにあくび、くしゃみを連発して鼻汁を流し、目からは涙がながれ、多量の冷や汗をかき、手がふるえてくる。全身にだるいような言うに言われぬ不快な違和感が起こり、患者は次にはどんな禁断症状が起こってくるかと次第に不安な気持になってくる。

ついで、さしこむような胃痛や、下腹部の疝痛とともに、嘔吐や下痢などの消化器症状が起こる。全身には鳥肌が立って、悪寒戦慄が走り、筋肉がぴくぴく痙攣して、患者は床の上でのたうちまわる。さらに進行すると意識がおかしくなって暴れ出し、やがて失神、全身痙攣発作を起こし、全身が衰弱して、ついには虚脱状態で死亡する例も出る。

前述の通り、現在のところ、ヘロインにはいかなる合理的な応用法も認められていない。人類は、決してこのようなものを生み出すつもりはなかったのであろうが、おそろしいものをこの世の中に見いだしてしまったものである。

メサドンとその他のモルヒネ関連化合物

モルヒネの化学構造を参考にしてドイツで開発されたメサドンが治療に用いられるようになっている。メサドンは麻薬であり、耐薬性や禁断症状はあるものの、モルヒネよりも耐薬性の上昇がおそく、禁断症状も発現しにくい。そのため、この性質を利用して、モルヒネ中毒者にメサドンを投与して、メサドンによる置換・漸減療法がなされるようになったのである。ただ、この療法を採用した場合、モルヒネからメサドンへの置換は出来ても、今度はなかなかメサドン耽溺から抜けさせることが難しく、メサドン依存をつくる結果になりかねないことがわかってきた。

その他のモルヒネ関連の化学合成薬としては、ナロルフィンやペチジン、ペンタゾシンなどもある。ナロルフィンはモルヒネと同一の基本骨格を有し、モルヒネと入れ替わって受容体に結合する。ペチジンはモルヒネの化学構造を参考として化学合成された麻薬性鎮痛薬である。また、ペンタゾシンは非麻薬性鎮痛薬であり、モルヒネ拮抗薬でもある。

ケシの不法栽培と阿片やヘロインの密輸

現在、ケシ由来の阿片やモルヒネ、そしてヘロインのうち、闇で流通しているのは、阿片やモルヒネよりも、モルヒネをアセチル化したヘロインである。モルヒネを原料として比較的容易に化学変換できるヘロインの麻薬としての作用は阿片や阿片から得られるモルヒネよりはるかに強力であり、さらに、ひそかに運搬するのにも都合が良いのであろう。

既述のようにヘロインの原料になるモルヒネの化学構造は複雑であり、その化学合成は実用向きではない。それよりもモルヒネは阿片を原料として大量に単離することが出来るので、モルヒネを得るためにはケシの栽培が有利であるということになる。黄金の三角地帯などと命名された世界のケシの違法栽培地域についてはすでに述べた。また、ヘロインの密輸にかかわる人間にはプッシャーやスタッファー、スロワーなどと呼ばれる人々がかかわっていることは序章にて述べた。

阿片、モルヒネ、およびヘロインに関する法律

一八三九年に勃発した阿片戦争後、一九〇九年に上海で阿片会議が開催され、初めての麻薬の国際協定となり、一九一二年にはこれがハーグ協定へと発展した。なお、一九〇六年、清朝時代の中国において、阿片吸煙をやめ、阿片窟を閉鎖するようにとの皇帝の命令が出たが、その際、六〇歳以上の者は除外された。これは、当時、有名な西太后（一八三五〜一九〇八）が阿片常用者でその習慣をやめたがらなかったからという。

わが国では、一九〇八年に「あへん煙に関する罪」が刑法第二編第十四章に入れられた。一九三〇年には内務省令としての「麻薬取締令」が発布され、一九三四年に同令が強化された。そして、戦後の一九四六年にはGHQによって新「麻薬取締令」が制定され、ついで、一九四八年にはこの法律が、旧「麻薬取締法」と称されるものになった。

さらに旧「麻薬取締法」は一九五三年に新「麻薬取締法」となり、翌一九五四年にはこの法律から阿片に関する法律が分けられ、「あへん法」となる。あへん法が制定されたことによって、旧法では、流通が製薬会社にまかされていた医療用阿片類は政府によって中央で集中管理化されることになった。すなわち、「あへん法」の第一条には（目的）として、「この法律は、医療及び学術研究の用に供するあへんの供給の適正を図るため、国があへんの輸入、輸出、収納及び売渡を行い、あわせて、けしの栽培並びにあへん及びけしがらの譲渡、譲受、所持等について必要な取締を行うことを目的とする」とある。また、第二条には（国の独占権）として、「あへんの輸入、輸出、けし耕作者及び甲種研究栽培者からの一手買取並びに麻薬製造業者及び麻薬研究施設の設置者への売渡の権能は、国に専属する」とある。「あへん法」の（目的）に対して、「麻薬及び向精神薬取締法」における第一条の（目的）としては、「この法律は、麻薬及び向精神薬の輸入、輸出、製造、製剤、譲渡し等について必要な取締りを行うとともに、麻薬中毒者について必要な医療を行う等の措置を講ずること等により、麻薬及び向精神薬の濫用による保健衛生上の危害を防止し、もつて公共の福祉の増進を図ることを目的とする」とあり、趣を異とする。

すでに述べたように、ケシ属の植物のうち、阿片はケシおよびアツミゲシから得られるので、この二つの植物が「あへん法」によって規制されている。また、ハカマオニゲシからは阿片は採取されないが、成分として、麻薬に該当するテバインが得られるので、この植物は麻薬原料植物とみなされ、「麻薬及び向精神薬取締法」の適用をうけている。

一方、阿片を医療用に使用するために加工されたもの、すなわち、阿片末、阿片散、阿片チンキなどは「あへん法」の対象とはならず、「麻薬及び向精神薬取締法」の規制対象となる。そして、これらの規格はそれぞれ、「日本薬局方」に規定されている。たとえば、「阿片末」とは、阿片を均質な粉末とし、デンプンまたは乳糖を加えてモルヒネ含量が九・五〜一〇・五％になるように調製したものをいい、各種製剤の原料にする。このように「あへん法」と「麻薬及び向精神薬取締法」は複雑にからみあっている。

なお、ケシの種子からは麻薬成分が得られないので、「ケシの実」と称される種子については法律による規制がない。ケシの実はアンパンやケーキなどのかざり兼風味付けにされたり、七味唐辛子に加えられたり広く使用されている。

第2章　コカとコカイン

コカイン(cocaine)は、南米ボリビアおよびペルーに野生する低木であるコカ科、コカ属の*Erythroxylon coca*あるいは*E. novogranatense*の葉から単離されるアルカロイドである。前者がボリビア産、後者がペルー産の植物で、コカイン含量は後者のほうが多いという。

この章では、コカの歴史とコカインについて説明した後、コカインが乱用薬物となっていった過程について述べていく。

コカインは現在、わが国では麻薬の一種とされ、「麻薬及び向精神薬取締法」で規制されている。第一章で述べた阿片や阿片から得られるモルヒネ、そして、モルヒネから化学合成されるヘロインがダウナー系のドラッグであるのに対し、コカインはアッパー系のドラッグである。

コカノキについて

先に述べたように、コカインは、南米ボリビアおよびペルーに野生する低木であるコカ科、コカ属の植物の葉から単離されるアルカロイドである。写真にボリビアで売買されているコカの葉を示す。

先にあげた二種のコカイン原料植物のうち、ペルー産の*E. novogranatense*はジャワ島でも栽培もされている。栽培された植物の総アルカロイド含量は多いものの、ジャワ島産でコカイン含量は少ない。コカインとは化学構造の基本的部分が同じであるが、末端部分の化学構造が異なっているシンナモイルコカインやトルキシリンのほうが多いという。

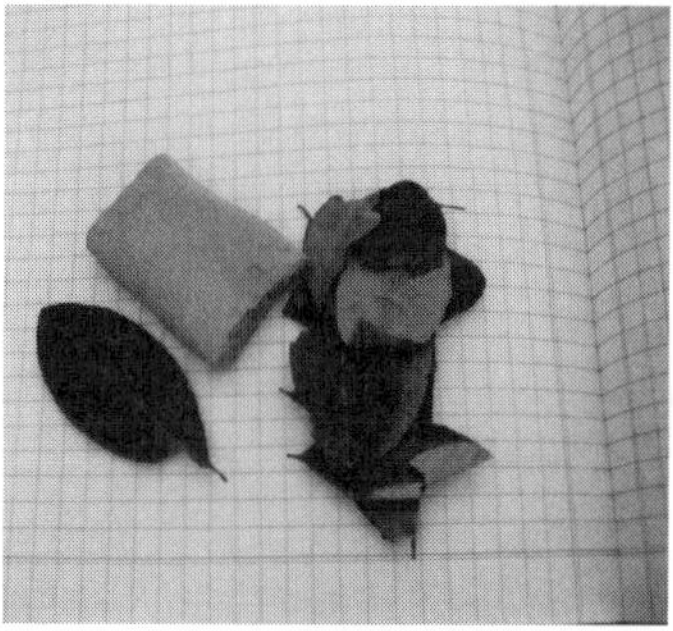

図２－１　ボリビア産のコカの葉（2006年４月、写真はボリビア在住の小森ウゴ氏提供：以下同じ）

コカの歴史と現実

コカはアンデス高原に住む先住民が、古い時代にストレスや過労を緩和する植物として見出し栽培を始めた。そして、一二世紀にインカ帝国が力を持つようになると、彼らは、「インカの神聖な植物」であるコカを熱心に栽培するようになっていった。

南米のボリビアなどでは現在でもコカノキが栽培され、また、コカの葉が普通に売買されている。高地にあるボリビアにおいては、高山病の症状にはコカ茶がよく奏功するとして愛飲されているという。現地のホテルでもウェルカムティーなどとしてごく普通にサービスされている。また、「国外持ち出し禁止」の文言付きであるが、市内のマーケットなどでも箱入りのコカ葉が販売されているという。コカの葉はボリビアの鉱山労働者などによって日常的に嗜好品として使われており、写真に、コカを販売している婦人や、鉱山の労働者が手に持っているコカの葉を示す。皿にコカの葉とともに載っている棒状のものはレヒアという植物の灰を水で練り固めたもので、コカの葉と一緒に口に含んで嚙む。なお、特にコカの摂取とは関係なさそうだが、写真で見るように、紙巻きタバコもコカの葉と一緒に売られるという。

一方、二〇〇四年のナショナル ジオグラフィックには、南米コロンビアにおけるコカ栽培と粗製コカイン（ベース）の製造の実態がフォトジャーナリストのカルロス・ビヤロンにより十数枚の写真とともに報告されている。それによれば、コロンビア南部のカケタ県で農業が行なわれるようになったのは一九六〇年代のことであるという。そして、一九八〇年代になると、同県から遠く離れた都会のメデジンとカリに拠点を置く麻薬組織がこの地の農民に「コカを栽培しないか」と話を持ちかけるようになった。その後、コロンビアは世界最大のコカイン輸出国となり、米国とヨーロッパに出回っている大半の供給元となる。このコカインビジネスの根底には貧困にあえぐ農村地帯で必要にせまられて行なわれているという現実があった。

そして、このコカインに関するビジネスにはコロンビアの内戦もからんでいる。すなわち、「ペルーやボリビアのコカ栽培の多くが国際的な取り組みによって撲滅され、コロンビアの農民がその穴を埋めるようになると、コカイン取引は九〇年代に急成長した。その後、九五年にコロンビア政府が麻薬組織を最終的に壊滅させると、ＦＡＲＣ（コロンビア最大の反政府勢力であるコロンビア革命軍―同記事註）にとって、好機が訪れた。その頃、彼らは

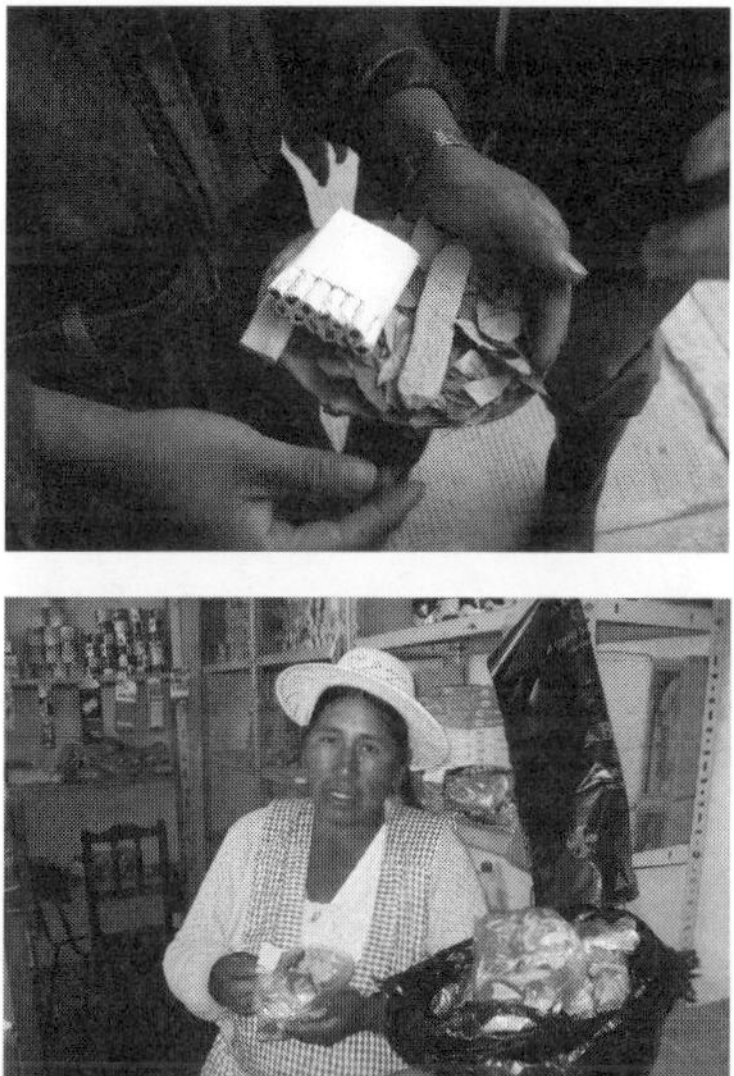

図２－２
（上）コカの葉とレヒアとタバコ
（中央）ボリビアのコカ売りの女性
（下）ボリビアの売店でのコカ茶の販売

カケタ県内で左派政治活動を展開する一方で、ひそかに麻薬取引に税を課していたが、これを機に麻薬組織から自由になった密売人と農民の全員から徴収できるようになったのだ」(カルロス・ビヤロン、二〇〇四年)。

前述のように、コカから得られるコカインを含むアルカロイド混合物をベースというが、ベースは週に一回くらいの割合で買い付けに来る密売人に売り渡すことで現金になる。一〇〇グラムのベースを得るには二五キログラムのコカ葉が必要であるという。しかし、コカの収穫量が減る一～二月の乾期にはベースの密売人の足が遠のき、現金が不足する。そのため、この時期にはビニールの小袋入りのベースが通貨のように流通し、生活用品代や診療所の診察代などもベースでまかなわれているという。通貨として受け取られたベースはやがて密売人に売られて現金化されることになる。

コカと含有アルカロイド

コカの葉からは、コカインの他、コカインと化学構造の基本となる部分が同じ(この部分の名称をエクゴニンという)アルカロイドであるシンナモイルコカインやトルキシリンも得られることはすでに述べた。そのため、シンナモイルコカインやトルキシリンは加水分解によってエクゴニンを生ずる。こうして得られたコカインの化学構造の基本をなすエクゴニンは、メチル化、次いでベンゾイル化という二段階の化学変換をすることによって、コカインに化学誘導される。

コカの葉のアルカロイド成分が最初に単離されたのは、アメリカにおける南北戦争の直前の頃である。すなわち、一八五五年ドイツの化学者であるゲデッケはコカの葉の主たるアルカロイドを得たと発表し、その活性成分に基原植物であるコカの学名に因んでエリスロキシリンと名付けた。その後、一八六〇年にはドイツのアルベルト・ニーマンがその単離技術を改善し、純粋に単離した主アルカロイドに、やはりコカの学名に因んでコカインと命名した。現在は後者のコカインという名称の方が残っている。コカの葉の有効成分としてコカインが単離されたことは、確かに人類にとって福音でもあったが、一方、この成功は、有効成分のコカインの大量服用が可能となったことになり、現在のコカイン禍の原因ともなっている。

コカインは、現在、南米産のコカの葉から当地で抽出精製されたものが、米国はじめ世界各地に密輸されているという。そして、モルヒネやヘロイン、LSD、覚せい剤などとともに様々な問題を引き起こしているアルカロイドの一種となっている。

コカワインとコカ・コーラ

一八七二年、フランスのとある治療学の雑誌に「ペルーのコカ」と題した論文が掲載された。その著者の名は当時は無名のコルシカ島出身の化学者アンジェロ・マリアーニ（一八三四～一九一四）である。マリアーニはさらに一八七八年と一八八八年にコカの葉の歴史やその効用についての二冊の本をパリで出版した。マリアーニの最後の著書〝コカとその治療法〟は英訳されて、一八九六年にニューヨークで出版されている。

マリアーニはその後、ボルドー・ワインにコカの葉を加えたいわゆる「マリアーニのコカワイン（マリアーニ・ワイン）」の製造をし、このことにより、彼はヨーロッパにおけるコカ葉の最大の輸入業者となった。マリアーニのコカワインはヨーロッパ中に知れわたり、一般大衆のみならず、ローマ法王や、著名な音楽家、皇族も愛飲することになる。コカワインはワインに適量のコカの葉を入れたものであり、その刺激は、ワインそのものの刺激よりも強かったという。コカワインの効用には、精神の高揚や、疲労回復、安寧の感覚といったものがあった。

一方、コカの葉は、かつては清涼飲料水のコカ・コーラにも配合されていた。すなわち、ジョージア州アトランタの薬剤師J・S・ペンバートン（一八三一～八八）は、コカ葉、カフェイン、そしてコラ子（kola または cola nuts）の抽出物を加えたシロップを〝Coca-Cola〟

と名づけ、これにソーダ水などの炭酸飲料を加えて売り出した。一八八六年のことであった。この飲料は、医療用の強壮剤でもあり、その広告には「おいしいばかりでなく、頭痛、神経痛、ヒステリー、うつ病などの神経症状を治癒する作用がある」としている（J. L. Phyllips, R. D. Wynne, 1980, p. 52）。当時のペンバートン名のある広告を図に示す（図2-3）。

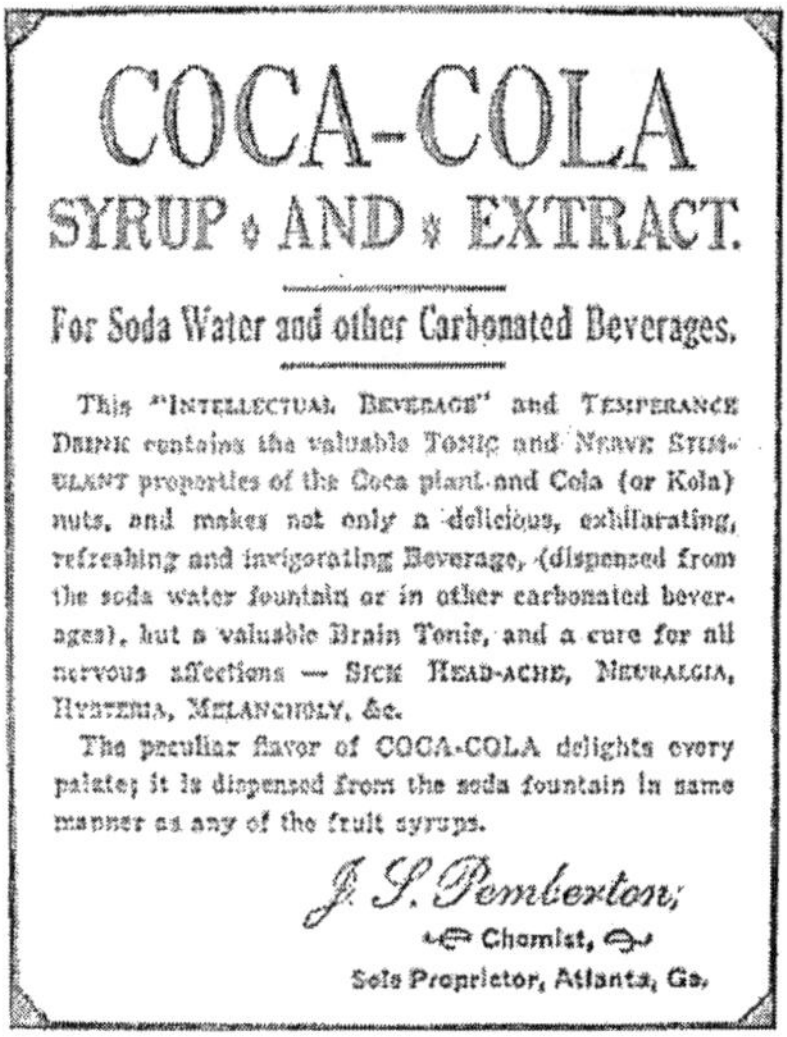

図2－3　コカ・コーラの効能をうたったポスター
（http://www.wipwapweb.com/より）

一八八八年には、A・G・チャンドラー（一八五一～一九二九）がコカ・コーラの製造権を譲りうけたが、彼はこの飲料の医薬としての効能をいっさい宣伝せず、単に清涼飲料としてのみ広告しはじめた。しかし、実際には、一九〇三年に至るまで、この飲料にはコカインが含まれていたことになる。もちろん、現在のコカ・コーラにコカインは含まれていない。

なお、コカ・コーラからコカの葉を除外するように要請したのはアメリカ政府であるが、その後、この名称をめぐって論争が起きる。すなわち、政府側は、飲料にもはやコカが含まれていないのであるからコカ・コーラという名前は大衆を欺くものであると主張したのに対し、事実として、すでにこの名称は商標として充分に保護されていた。それに加えて、大衆はすでに「コカ・コーラ」や「コーク」という言葉に充分に馴染んでいた。そのため、コカを含むか否かにかかわらず、コカ・コーラという名称はいかに政府といえども禁止することはできず、会社側が勝利し、この名称は今日まで残ることになったのである。

コナン・ドイル、スティーヴンソンおよびフロイト

シャーロック・ホームズのシリーズで有名な英国のコナン・ドイル（一八五九〜一九三〇）はコカイン中毒であったという説がある。実際に、コナン・ドイルの小説に出てくる名探偵シャーロック・ホームズはコカインを使用している。

また、一八八六年に『ジーキル博士とハイド氏』を執筆したやはり英国のR・L・スティーヴンソン（一八五〇〜九四）は、コカインの昂揚作用の助けを借りて、この小説をわずか三日三晩で書き上げたといわれる。今、この小説を読んでみると、出てくる薬物についての記述は稚拙さを拭い得ない。しかし、当時としては、自分の姿や精神構造を変えてしまうという薬物の存在の可能性を初めて描いたところに斬新さがあったのであろう。実際には、この小説に出てくるジーキル博士からハイド氏への精神面の変身ぶりは、まさに、作者自身が愛用していたというコカインの昂揚作用に他ならないのではないかとも推定されている。

一方、現在では精神分析学の分野で有名になっているオーストリアのジークムント・フロイト（一八五六～一九三九）は、一八八四年にモルヒネ中毒に陥った友人の治療にコカインを応用して失敗（友人はコカイン中毒者となってしまった）し、薬を使わない精神分析学者に転向したという逸話がある。しかし、フロイトもコカインに関連する業績を残している。すなわち、上機嫌、自我感情の昂揚、観念奔逸、つまり次から次へと考えが湧いてきてとまらなくなるといったような、コカイン系麻薬の急性の症状はフロイトによって初めて記載された。

なお、困ったことに、今日に至るまで、コカインがヘロイン抜きの薬になるという誤った情報があるという（ブライアン・フリーマントル、一九八五年、一三八頁）。

乱用薬物としてのコカイン

この章の冒頭に述べたように、コカインはダウナー系のモルヒネやヘロインと異なり、アッパー系の麻薬である。アッパー系の薬物としては、他に、第4章に述べる覚せい剤があり、これらより活性ははるかに低いがお茶やコーヒーに含まれているカフェインもアッパー系の薬物といえる。コカインの別名をコークや、クラック、ロックなどという。

コカインは古くから麻薬の代表とされてきたが、コカインと阿片アルカロイド系の麻薬との共通性は乏しく、むしろ、覚せい剤との類似性が多いという。コカインも覚せい剤同様、精神的依存性はきわめて強い。そして、一度摂取しただけで、その虜になるといわれるほど、その精神的依存性は高いといわれる。すなわち、あっという間にコカイン依存という地獄におちいるのである。また、耐性も生じるため、摂取量が急激に増加していく点も問題であるという。

コカインの使用には、注射よりも、コカイン塩酸塩の結晶をつやのある平面（鏡や大理石のテーブル）に載せ、カミソリなどで細かく砕いた後、生じたパウダーを筋状に並べて、この筋をストローや丸めた紙幣などで鼻へ吸い込む方法がとられる。このようなシーンの再現を映画などで見た方も多いと思う。

当初、ヘロインにコカインを添加したものは「スピード・ボール」と呼ばれていた。スピード・ボールは注射されていたが、やがて、コカインだけが使われるようになっていった。コカインはヘロインの呼吸抑制作用を強化する可能性があるといい、スピード・ボールとしての使用法はとくに危険である。

一方、クラックあるいはロックというのは、コカイン塩酸塩に水と重曹（炭酸水素ナトリウム）を加えて加熱した後に生じる油状のコカイン遊離塩基（塩酸塩になっていないもの）が冷えることによって固体となったものをいう。これはパイプにつめて吸煙して使用される。

以上のように、コカインは、鼻腔内使用、静脈注射、そして吸煙の方法で摂取されている。

わが国においては一九八九年ころからコカイン事犯が急増しているという。一九九〇年、当時の著名な俳優、勝新太郎（一九三一～九七）が旅行先のハワイで、コカインをパンツの中に隠しもっていたとして逮捕されたり、その後、一九九三年には、当時、大手出版社の角川書店の社長であった角川春樹（一九四二～）が、コカインの密輸と使用で逮捕、後に起訴され、懲役四年の実刑判決が下された事件などを記憶されている方もおられると思う。

「ハイ」と「ツブレ」

コカインは副交感神経の遮断薬である。副交感神経は交感神経とは逆の働きを持ち、いわば休養をつかさどる神経である。このような神経を遮断するということは、マイナスにマイナスをかけた形となるからプラスとなり、すなわち、交感神経を興奮させる覚せい剤と同じように、昂揚作用を示すことになる。同じような作用は後述のアトロピンにもある。面白いことにコカインとアトロピンの化学構造の基本的部分は互いによく似ている。また、コカインは脳内神経伝達物質であるドパミン（快楽の感情を伝達するといわれる神経伝達物質）の再吸収を遮断すると考えられている。

コカインは体の中ですみやかに分解されるので、その作用のピークは一五〜三〇分くらいである。コカインの服用はまず強烈な「ハイ」（精神興奮、爽快感、身体興奮）の状態となり、ついで深いうつ状態におちいり、この時、さらにコカインを欲するようになるためにコカインは多幸感をともなったより強力な作用を示すという。そのかわり、その反動として、薬物が切れると、重い抑うつ、無力状態、俗にいう「ツブレ」がおこる。そのため、薬物から離れられなくなって強い依存性が生じるようだ。また、長期間、鼻から吸う方法、すなわち鼻腔内使用をしていると、組織壊死と鼻中隔の穿孔をひきおこすという。

ペルーの先住民たちは、コカインに換算すると一日に約四五ミリグラムとなる乾燥コカ葉を噛むことになるという。前述のマリアーニのコカワインによるコカインの摂取も先住民が使っている程度の量であったらしい。ちなみに、コカイン常用者の通常の一回の服用量は一五～三〇ミリグラムであるというが、この服用を一日に何回も繰り返すことになる。コカインの致死量は諸説あるが、約一二〇〇ミリグラム程度であるとされる。しかし、一〇〇～三〇〇ミリグラムで死亡した例もあるという。

なお、コカインも覚せい剤と同じく性欲を昂進させるといわれ、一九八〇年代初期に米国西海岸の富裕な白人家庭にいわゆるセックス・ドラッグとしてはいりこんでいった。すなわち、米国マフィアたちは、長らく中南米に限局していたコカインを、ヘロインのような禁断症状をおこさない麻薬として、富裕な白人層に持ち込んだ。そして、南米コロンビアの「メデジン・カルテル」や「カリ・カルテル」を世界最大の麻薬シンジケートに急成長させることになる。

一方、コカインにはコカイン精神病ともいうべき後遺症も出現することを知っておくべきである。すなわち、コカイン吸煙を続けていると数ヵ月、また、静脈注射をすると数週間目から様々な種類の幻覚妄想状態があらわれ、この状態をコカイン精神病という。この病態が進行すると、さらに皮膚の下に虫が這いずりまわったりする感覚が出たり、自分を付けまわして家に押し入ろうとする者がいると感じるような被害妄想がおきたりする。被害妄想がおきるのは、覚せい剤による精神病とよく似ており、しばしば殺人事件に発展したりすることもあるという。そして、長期間コカインを摂取すると、理由のない不安に襲われ続けるようになる「不安障害」の症状もあらわれるといわれる。以上のような事実から も、コカインは社会問題をひきおこす薬物の上位にランクされている。

コカインの慢性中毒症状はモルヒネのそれに似ており、消化管障害、不眠、幻覚、精神障害などがあるが、モルヒネよりも脱力、衰弱、やせ症、虚脱などの身体的消耗が著明であるという。また、コカインの場合は、コカイン幻覚症が出現する点がモルヒネの場合と異なる。つまり、先にも述べたように、コカインによって、昆虫や細菌などが見えるという幻視、それらが身体を這いまわるという体感的幻覚が生じ、不安や、ついには、被害妄想や追跡妄想を生じることもある。コカインの身体依存性は低いといわれるものの、モルヒネのように催眠状態に入らず、興奮・狂暴性となるので危険である。

局所麻酔作用の発見

コカインはその塩酸塩が二〇〇六年に改訂された第十五改正日本薬局方にも局所麻酔剤として収載されている。しかし、コカインは現在、実際には限定的にしか医療にもちいられていないという。その理由は大まかに二つある。そのひとつは、コカインの感受性は個人差が大きくて、安全な麻酔量を決めにくいことであり、もうひとつはコカインには逆耐性現象ともいえる作用があることである。

　逆耐性現象とは過敏症と言ってもよろしいかと思うが、コカインを連用しているうちに、その個体が急にコカインに過敏となって、そのときには、ごく少量の投与でも大量の投与と同じような作用を示して急性中毒をおこす現象である。やっかいなことに、先に覚せい剤やヘロインなどの他の依存性薬物を使用した経験のある者がはじめてコカインを使用したときにも、この逆耐性現象が出現することがある。このことを交差逆耐性現象といい、大変に危険である。

　コカインが純粋な化合物として単離されてから臨床応用されるまでには四半世紀かかった。フロイトがコカインの臨床応用に失敗した逸話についてはすでに述べたが、ちょうど同じころ、フロイトの診療所で助手として働いていた医師、カール・コーラー（一八五七〜一九四四）はフロイトがウィーンを留守にしている間に衝撃的な発表をした。すなわち、彼は眼の外科手術にコカインを使用して成功をおさめたのである。

　それまでは、眼の手術には安全な麻酔剤がなかったので、患者にとっても医師にとっても困ったことであったが、コカインを薄めた溶液が眼の手術の角膜の局所麻酔剤として有用なことがケラーによって見いだされた。この発表は一八八四年九月一五日にハイデルベルクの眼科学会で発表されたのだが、当時ケラーはウィーンからハイデルベルクへ旅行するだけの経済的余裕すらなく、この発表は他の医師によって代読された。しかし、この発表により、彼は世界的に有名となり、ケラーはその後、ニューヨークにおもむき、一九四一年までその地で開業していたという。

コカインの局所麻酔剤としての応用は多岐にわたり、身体の各部分の麻酔に応用できた。エーテルのような全身麻酔の必要でない手術、たとえば、傷ついた手足からの銃弾の除去や喉の手術にも適用でき、人類への福音となったのである。コカインは、その後、コカインの化学構造を参考にして化学合成された局所麻酔薬であるキシロカインなど（次項）があらわれるまで、耳鼻科や眼科の手術において、なくてはならない局所麻酔薬として使用されることになった。

コカインから合成局所麻酔剤へ

すでに述べたように、コカインには局所麻酔作用、すなわち末梢神経に対してだけまひをおこす作用があるので、表面塗布による局所麻酔の目的で眼科における白内障の手術などに応用された。しかし、現在は、コカインの化学構造を参考にして開発された、リドカイン塩酸塩（キシロカイン）やプロカイン塩酸塩が局所麻酔剤として使用されている。そして、とくに前者は歯科領域でよく使われている。キシロカインやプロカイン塩酸塩のような合成局所麻酔剤は局所麻酔剤として完全にコカインに取ってかわった。

プロカイン塩酸塩の最もめざましい用途は脊椎麻酔である。プロカイン塩酸塩を椎骨の間の脊椎液に注射すると、注射した部分より下部の身体の部分が全く無感覚になる。また、その効果は長い手術に耐えうる持続性を有することから、この化学合成された局所麻酔薬であるプロカイン塩酸塩は、実に優れたものである。

なお、これらの合成局所麻酔剤の名前の末尾が「〜カイン」となっているのは、これらがコカインの化学構造をもとにデザインされたことに由来する。

第３章　麦角とＬＳＤ

ＬＳＤがこの世の中に誕生したのは一九四三年のことであった。その後、ＬＳＤは一九六〇年代になって、大麻やヒッピームーブメントとともにもてはやされ、急速に世界中に広まる。やがて、ＬＳＤはわが国でも一九七〇年に麻薬に指定されることになった。すなわち、ＬＳＤは、これまでに述べてきたモルヒネやコカインなどと比べるとはるかに歴史の新しい麻薬である。

すでに述べたモルヒネやコカインがそれぞれ、ケシやコカといった高等植物から得られたアルカロイドであるのに対し、ＬＳＤは高等植物由来のアルカロイドではない。ＬＳＤの起源となるのは、微生物類に属する子嚢菌《しのうきん》の麦角《ばっかく》である。しかも、麦角がＬＳＤそのものをつくり出しているのではない。ＬＳＤは麦角がつくり出したアルカロイドに化学操作を加えることによって作られた半合成化学物質である。この点ではモルヒネに化学操作を加えることによって得られたヘロインと似たところがある。

この章では、まず、人類がどういういきさつでＬＳＤを手にするようになったかという歴史を述べ、ついで、ＬＳＤと人類との関係、とくに、麻薬としてのＬＳＤと人類との関係、さらには、ＬＳＤと法律との関係について述べていく。

ＬＳＤは現在、わが国では「麻薬及び向精神薬取締法」によって規制される麻薬となっているが、ＬＳＤの本質は幻覚剤であり、麻酔作用はない。そのため、すでに代表的な麻薬として述べたモルヒネやヘロイン、コカインとはかなり性質を異にする。ＬＳＤの作用はむしろ、後に述べる大麻やマジックマッシュルームなどに類似したところがあると考えてよいと思う。

麦角菌と麦角について

前述したように、ＬＳＤは半化学合成によって得られる薬物である。すなわち、ＬＳＤは、リゼルグ酸と称されるアルカロイドに化学反応を加えて作られた。そして、リゼルグ酸は、イネ科植物に寄生する麦角菌が形成する麦角から得られる麦角アルカロイド類の加水分解によって得られる。そこで、ＬＳＤの話をするためには、まず、麦角アルカロイドが得られる麦角菌や麦角の話から始めなければなるまい。

麦角菌は子嚢菌の一種であり、イネ科植物、とくにライ麦などに寄生する。子嚢菌とは、きのこやカビとともに、分類学的には真菌類に属する微生物である。子嚢菌類は、担子菌類に属するきのこと同様に、目に見える大きさの子実体（菌核）を持つことで一つの

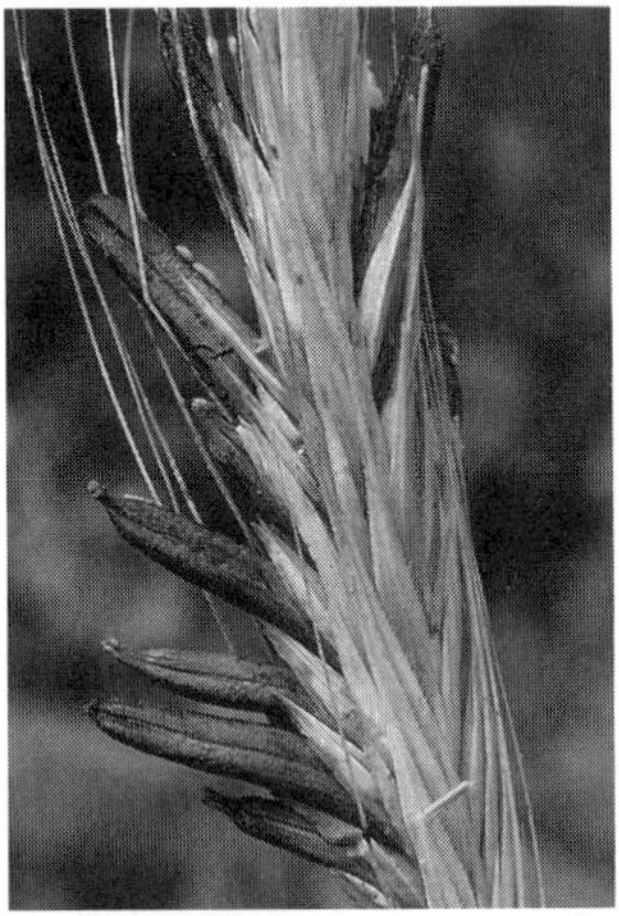

図3－1　イネ科植物に発生した麦角の子実体（長沢栄史監修、『日本の毒きのこ』学研、2003年、243頁より）

まとまりとみなされている。子嚢菌の一種の麦角菌がライ麦などに寄生すると、その形も色（黒色）もネズミの糞によく似ている麦角（ergot, エルゴ）と称される菌核が生じる。エルゴとはフランス語で「雄鶏のけづめ」を示すargot（アルゴ）を起源とする語である。

麦角と聖アンソニーの火

麦角は、かつては恐怖の対象であった。なぜなら、麦角で汚染されたライ麦を口にした人々が、次々に手足が侵される奇病におちいったからである。

麦角に含まれる化学成分（アルカロイド類）は血管を収縮させて手足への血行を妨げ、ついには壊疽《えそ》をひき起こす作用を有する。そのため、麦角菌におかされた穀物を口にして中毒におちいると、初め四肢に強い熱感を伴い、やがて手足が黒ずんできて、少しの血も流さずに焼け焦げたように失うという。このとき、熱感を伴うことと、手足が焼け焦げたようになることから、この病気は中世には「聖アンソニーの火」(St. Anthony's Fire)とよばれ、多くの人が中毒におちいり、そして亡くなっていった。

麦角についての古い記録としては、はるか紀元前六〇〇年のアッシリアの粘土板に「穀物の穂につく有毒ないぼ状隆起」として、麦角に対する警告が刻まれているという。また、中世以来の聖アンソニーの火の記録は一五八一〜一九二八年にわたる。

聖アンソニーの火は、聖アンソニーに奉献している教会に巡礼すれば治ると信じられていた。しかしながら、巡礼によってこの業病を免れることができるのは、実際には、巡礼による食事の変化、すなわち、麦角の混入していないパンがその効果をもたらしたものであろう。麦角中毒の原因がわかったのは一七世紀の末である。一旦原因がわかると製粉所で警戒することで、聖アンソニーの火の流行は速やかに抑えられた。とはいえ、二〇世紀に至ってからもこの病気で村全体が冒されるといった事態も起こっている。

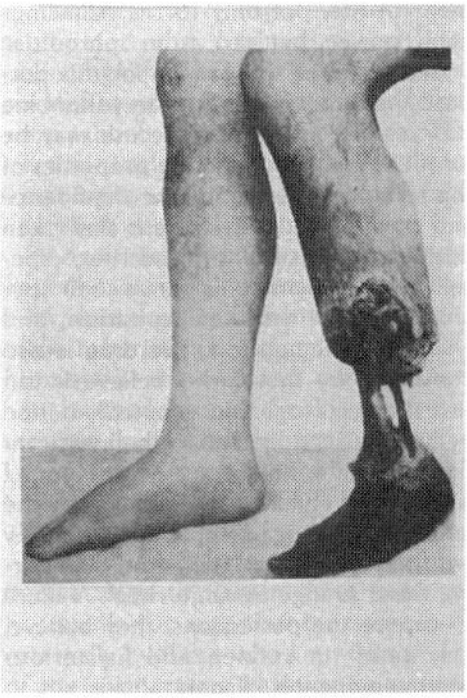

図3－2　聖アンソニーの火によって壊疽をおこした脚(W. H.Lewis, P.F.Elvin-Lewis, *Medical Botany*, John Wiley & Sons, p.417, 1977より)

助産婦と麦角

前項に述べたように、麦角は危険なもの

であるということは広く知られていた。それにもかかわらず、一方では、ヨーロッパの助産婦たちは、麦角を子宮の収縮を促進するために古くから薬として応用していたのである。そこで、やがて、近代薬学が勃興してからは、麦角に含まれる子宮収縮作用成分の化学研究も行なわれるようになった。

その結果、麦角エキスの子宮収縮作用を代表する化合物として、エルゴメトリンと名付けられたアルカロイドが単離された。エルゴメトリンを投与すると、子宮は速やかにかつ強く収縮する。そのため、この化合物は近代医学において、産後の出血防止（胎盤排泄の第三期陣痛時投与）や不全流産（残留物の完全排泄、出血防止）に応用されることとなった。

麦角アルカロイドとリゼルグ酸

麦角からはエルゴメトリンの他、エルゴチニンや、エルゴクリスチン、エルゴコルニン、エルゴタミンと命名された各アルカロイドが単離された。これらのアルカロイドのうち、エルゴチニンには子宮収縮作用がなかったが、エルゴクリスチンや、エルゴコルニン、エルゴタミンには子宮収縮作用活性が認められた。

以上のような、麦角から得られたアルカロイド類の化学構造の基本的な部分は共通している。そのため、これらのアルカロイドは麦角アルカロイドと総称されることになった。

麦角アルカロイドには、いずれも共通の部分化学構造としてリゼルグ酸と称される化合物がはめこまれている。そして、たとえば、エルゴタミンはリゼルグ酸に三つのアミノ酸からなるペプチド由来の物質がアミド結合した化学構造を有している。

すなわち、これは逆に言えば、それぞれの麦角アルカロイド類を加水分解してやると、いずれの麦角アルカロイドからもリゼルグ酸が得られるということである。そして、この麦角アルカロイドに共通な基本構造であるリゼルグ酸にジエチルアミノ基をアミド結合させたもの（リゼルグ酸ジエチルアミド）がＬＳＤとなった。

なお、麦角アルカロイドについての全容をまとめた本が、旧チェコスロバキアにおいて一九九〇年に *"Ergot Alkaloids"* (by Z. Řeháček) という表題で出版されている。

リゼルグ酸から偶然に得られたもの

もし、麦角アルカロイドのように子宮を収縮させるような特殊な生物活性を有する天然有機化合物が見出された場合には、当然、これを医薬品として応用することが考えられる。その場合、天然から得られた化合物についての生物活性を調べる一方、麦角アルカロイドの化学構造に共通であるリゼルグ酸に対して様々な化合物を結合させた半合成化学物質（これを化学誘導体という）を調製し、こうして得られた化合物のそれぞれの生物活性も調べられることが普通である。

このような化学誘導体調製の研究の途上、偶然に得られた化合物の一つがＬＳＤであった。すでに述べたように、ＬＳＤはリゼルグ酸のジエチルアミド誘導体であり、実は、ＬＳＤという名称はこの化合物のドイツ語名であるLyserg Säure Diäthylamid（リゼルグ・ゾイレ・ジエチルアミド）の各頭文字をとったものである。

ＬＳＤは、スイスの製薬会社であるサンド社に所属していた研究者、Ａ・ホフマン（一九〇六〜二〇〇八）によって発見された。ホフマンはその後、精神活動に作用する各種の植物（きのこなども含む）をまとめた"*PLANTS OF THE GODS*"をＲ・Ｅ・シュルテス（後出）と共著で著わしている。この本については第6章でも紹介する。

ＬＳＤの発見

ホフマンは一九四三年の春、リゼルグ酸のジエチルアミド誘導体を酒石酸塩として結晶化させようとしていた。そうしたら、体調がいつもとは違ってきて、仕事が出来なくなってしまった。その時のホフマンの記録は次のようなものであった（M. Hesse, 2002, p. 337より船山が抄訳）。

「先週、一九四三年四月一六日（金）の午後、実験中にめまいをともなった不安感におそわれ、帰宅し、まるで中毒したかのように気分が悪くなって横になった。眠いような感じがし、日光がギラギラして不快なので、目を閉じたところ、現実離れした形をしたそして万華鏡を見ているような色彩が見えた。約二時間後、このような症状は消え去った。

（以下は四月一九日の出来事――船山註）

私は、このことは、徹底的に解明しなくてはと思い、自分の体を使って人体実験することに決めた。実験は注意深くやらなければならないので、まずは最小限の量、すなわち、合成したＬＳＤ酒石酸塩二五〇マイクログラム（一グラムの四〇〇〇分の一）を服用した。その結果、先週の金曜日に経験したのと同じような感覚の変化などが起きた。私は、私の人体実験のことを心配していた実験助手に、ようやくのことで、『一緒に自宅までついてきてほしい』とお願いした。

自宅に至るまでの自転車（当時は戦争中であり、自動車は限られた特権階級の人しか使えなかった――ホフマン註）での道すがら、私の調子はとんでもないことになってきた。目に見えるものはすべて波打っており、そして湾曲した鏡に映ったようにゆがめられているのだ。そして、私の自転車は一点に止まってしまって動けないような感じとなっていた。しかし、実験助手が後に話してくれたところによれば、実際には私たちは相当に速く自転車を漕いでいたとのことである。そして、ようやくのことで、自宅に帰りついたのだった。（以下略）」

LSDはその後、人工精神病をつくる物質、あるいは「速成の禅（Instant Zen）」などとしてもてはやされ、注目をあびることになった。しかし、やがて、LSDは法律で規制される薬物となる。わが国でもLSDは一九七〇年から「麻薬」として規制されることになり、現在も「麻薬及び向精神薬取締法」における麻薬として規制対象となっている。

ところが、前述のように、実際のところ、科学的にはLSDは麻薬とは性格が異なる。すでに述べてきたように、麻薬の定義としてはまず麻酔作用のあることが前提であるが、LSDには麻酔作用がない。LSDは麻薬ではなく幻覚剤であって、LSDを麻薬の一種というのは実は科学的には正しくないのである。ただし、LSDが精神に変調をきたす危険な薬物のひとつであることには間違いなく、法律で取り締まる対象とされる必要のあることは否定され得ないだろう。

LSDは別名をデリシッドやリゼルギドなどともいい、また、俗にはアシッドや、エル、ピラミッドなどとも称されているようである。わが国の現行の「麻薬及び向精神薬取締法」においては、LSDは「リゼルギン酸ジエチルアミド（別名リゼルギド）およびその塩類」と記載されている。

最も峻烈、そして特異

LSDはいわゆる乱用薬物中、最も峻烈かつ特異な作用を呈するといわれ、その作用は二〇〜二五マイクログラムで発現し、一〇〇マイクログラム（一グラムの一万分の一）超の量で非現実的な陶酔感におちいるという。LSDを服用すると、視覚、聴覚、時間、空間の感覚、感情などの大脳の作用が狂う。

これは、LSDの化学構造の一部が、脳内の神経伝達物質であるセロトニン（5-ヒドロキシトリプタミン、5-HT）に似ているため、LSDがセロトニン受容体に結合し、神経伝達を狂わせるためと考えられる。この点、LSDは化学構造的には第6章で述べるサイロシビンやジメチルトリプタミン（DMT）などに類似しており、作用的にも幻覚作用のある点でこれらの薬物に類似している。しかし、LSDの幻覚作用の現れる作用機序の詳細については現在も不明である。

LSDはわが国では一九七〇年になって麻薬に指定されたが、麻薬に指定される以前に、毒の民俗学的な研究をしていた石川元助（一九一三〜八一）が自分でLSD（〇・一ミリグラム＝一〇〇マイクログラム）を実際に服用した際の経過の概要を詳細に記録した文章がある（石川元助、一九六五年、二〇八～二一三頁）。記述には若干のフィクションも含まれているというが、LSD服用経験者による具体的な幻覚の様子がうかがわれる貴重な記録であると思うので、少し長くなるが、ここにその一部を採録させていただく。

「（前略）私は、あたりを見回してそっと、内ポケットの奥深くしのばせていた一本の小さなアンプルを取り出した。（中略）淡い光でレッテルを見ると"Delysid., 1 ml. Contains 0.1 mg"（デリシッド一ミリリットル／〇・一ミリグラム＝一〇〇マイクログラムのLSD含有―船山による註）と読める。（中略）中の液体を一気に飲みほした。そのとき、ふと腕時計を見ると、午後三時をちょっと過ぎていた。

三〇分くらいたったころ、目がうるんでくるのをおぼえた。（中略）天井を見上げると、いつも見なれた格天井に色がついている。色は紫色になったり、黄色になったり、ピンクになったり、舞台のスポットのように流れる。（中略）コーヒースプンがいきなり巨大なイモ虫に見えてくる。窓ぎわには、ピンク色の大猿がいまにも飛びかかろうとしているではないか。私は思わずわっと大声を出した。（中略）豊満なクレオパトラの艶姿が私に迫ってくる。時間と空間が断絶し、もつれあう。ふいにこちらを見ていた男の顔が能面のようにこわばり、無気味に色づき、両眼が離れ、片目になる。と見るまに鼻がぐっと伸び天狗鼻に変る。どうしたことか、その隣りのお嬢さんは唇だけで顔がない。（中略）人々の話し声が、音楽のように、リズミカルに、メロディックに、遠くなり、近くなりする。（中略）あっ！　私の片腕が無くなっている。（中略）おや！　こんどは足が変だ、全く自覚症状がない。それなのに足がぐんぐん長く伸び出すのだ。（中略）それがスパッと切り落とされた。（中略）『モシモシ、お客様、閉店でございますよ』とゆり動かされた。（中略）腕時計は午後十一時を指している（後略）」

ＬＳＤは極少量の服用で幻覚を引き起こすため、現在は紙にしみ込ませたものが闇で取引されているという。たとえば一枚の便箋大の紙にＬＳＤをしみ込ませたら、その量は三〇〇人以上の人に作用を引き起こすのに充分なのである。

人工楽園がわずかな量のＬＳＤでもたらされることになるが、ＬＳＤは幻覚剤であるとみなされている。幻覚剤ということは、一時的な精神病を引き起こす薬物ということである。そして、人工楽園とはいうものの、人工地獄といってもいい状況にも遭遇するようだ。ＬＳＤの色彩や音に対する特異な感覚異常を引き起こす性質は芸術家にもてはやされた時期があったが、所詮、人工的なものであり、真の自己から発した芸術ではなかったことは確かといえよう。

伝道師ティモシー・リアリー

ＬＳＤは新しく登場した薬物ではあったが、一九六〇年代後半に欧米を中心に爆発的に広まった。中でも、元ハーバード大学教授のティモシー・リアリー（一九二〇〜九六）は一九六〇年代はじめにＬＳＤによる人格変容の研究を大学内で行ない、物議をかもす。まもなく、彼は大学を去ることになるが、退職後にハーバード大学から解雇の通知が届く。これはすでに退職し、サイケデリック体験の伝道師となっていたリアリーの信頼を落とすためであったといわれている。

そして、ＬＳＤは大麻とともにいわゆるヒッピームーブメントを生み出し、音楽や文学、絵画、ファッションなどに大きな影響を与えた。幻覚剤によって引きおこされる幻覚状態に似たさまを「サイケデリック」というが、一九六〇〜七〇年代はまさにサイケデリックの全盛時代であり、サイケデリックな極彩色の絵や、デザイン、服飾などが跋扈する一時代を成したといえよう。この動きはまた、ベトナム戦争への反戦運動や、東洋哲学、精神世界、環境問題などへの関心へもつながった。

頁)。

LSDの後遺症

依存性薬物であるLSDその他の薬物を長期に使用していると、次の四つのタイプの精神障害がおきてくるとおおまかに理解しておけばよいという。ただし、実際の事例では、このいくつかを兼ねた厄介な症状となることが多いらしい(中村希明、一九九三年、一八九頁)。

(1)分裂病様状態:被害妄想や幻聴が主で覚醒剤後遺症に多い。
(2)躁うつ状態:感情の起伏が激しくなり自殺につながることもある。
(3)フラッシュバック型(間欠型)
(4)人格低下状態:アシッド・ヘッドとよばれる状態など。

LSDには精神的および身体的依存性はあまりなく、耐性も他の乱用薬物と比較して強くないといわれる。しかし、人によっては、たった一回のLSDの摂取によっても長期にわたって精神異常をきたすこともあるという。

なお、LSDを隠語でアシッド(酸)と略されることがあると述べたが、これはLSDがリゼルグ酸由来の化学物質であり、LSDのSがSäure(=酸)という意味のためである。ＬＳＤは極めて強い幻覚剤であるため、アシッドはまた幻覚剤の総称ともなっている。そして、アシッド・ヘッドとは、薬物が切れると、空虚で非生産的な生活を送り、感情の起伏が激しく、いらいらと怒りやすく、かつ被害妄想を抱きやすくなった状態の人々をいう。

また、フラッシュバック（自然再燃）とは、薬物の服用を中断しているのにもかかわらず、あたかもその薬物を使用した時のような症状が発現することをいう。フラッシュバックは、強力な幻覚剤であるＬＳＤ使用者の八割以上、第5章で述べる中等度幻覚剤とされる大麻では五〜一〇パーセントにおこるという。さらに、第7章で述べるシンナーの常用者のなかにもフラッシュバックがあらわれることがあるといわれる。

幻覚剤であり麻薬ではない

現在、ＬＳＤはモルヒネやヘロイン、コカインなどと同様に麻薬の代表とみなされている。しかし、ここまでにも少し述べたように、実はＬＳＤは本来、現在の麻薬という概念あるいは定義のままに麻薬の範疇に入れるのは少々無理のある薬物である。

麻薬とはまず基本的性質として麻酔作用のある薬物であるが、すでに何回か述べているように、ＬＳＤの本質は幻覚剤であって麻酔作用はない。幻覚剤とは、摂取することによって精神作用や知覚に変化をおこす薬物のことである。よって、LSDを現在の定義のままで麻薬と規定することには無理がある。

しかし、実際には、LSDは一九七〇年に「麻薬」として法律で規制されることになった。このときには、現行の「麻薬及び向精神薬取締法」は、まだ「及び向精神薬」の部分がなく「麻薬取締法」という名称であった。そのため、LSDがこの「麻薬」を取り締まる法律で規制されることになったというのはすでに述べた理由からはなはだ妙なことであった。

その後、「麻薬取締法」は、後に述べるマジックマッシュルームなども規制対象に入れられるにともない、一九九〇年には「麻薬及び向精神薬取締法」と名称が変えられた。そのため、麻薬ではなく幻覚薬であるLSDがこの法律で規制されていることには一見不自然さがなくなったが、それでも、LSDはこの法律の中でも「麻薬」として規定されていることには変わりがなく、依然として不自然さは拭いきれないままになっている。

なお、先に述べたように、LSDは、「麻薬及び向精神薬取締法」において、「リゼルギン酸ジエチルアミド（別名リゼルギド）およびその塩類」という風に記載されているが、実際は「リゼルギン酸ジエチルアミド」という名称は正しくなく、本来ならばこの部分は「リゼルグ酸ジエチルアミド」と記載すべきである。しかし、間違っている名称とはいえ、いったん法律として出てしまったため、今でもこの名称がそのまま使われている。

ＬＳＤ以外の幻覚剤の法規制

ＬＳＤは幻覚剤の代表的なものであるが、その他、幻覚剤の範疇に入るものの中には、第5章で述べる大麻や、第6〜7章で扱うメスカリンやサイロシビン、ジメチルトリプタミン（ＤＭＴ）、シンナーなどがある。

これらの薬物のうち、大麻は「大麻取締法」で規制されているのに対し、大麻の主成分であるテトラヒドロカンナビノール（ＴＨＣ）その他の大麻成分のうち化学反応で得られたものは別途「麻薬及び向精神薬取締法」で「麻薬」として規制されている。さらに、メスカリンやサイロシン、サイロシビンも「麻薬」に指定されており、サイロシンやサイロシビンを含有するきのこは「麻薬原料植物」として規制されている。その一方、メスカリンを含有するサボテンは規制の対象とはなっていない。さらに、やはり幻覚作用を有するシンナーは別途「毒物及び劇物取締法」の規制対象となっている。このように、乱用薬物となりうるものに関する法律は極めて複雑となっており、その整理が必要なところもあるのではないかと思われる。

第４章　麻黄と覚せい剤

現在、「覚せい剤取締法」第二条第一項第一号においては覚せい剤として、「フェニルアミノプロパン、フェニルメチルアミノプロパン及び各その塩類」と指定されており、これらは、それぞれ、アンフェタミンとメタンフェタミン（ヒロポン）に該当する。ただし、第二号には「前号に掲げる物と同種の覚せい作用を有する物であつて政令で指定するもの」とあり、さらに、第三号には「前二号に掲げる物のいずれかを含有する物」とある。

覚せい剤（以下、「覚せい剤」と記載する）も、ヘロインやＬＳＤと同様に、天然由来のアルカロイド類に化学的変化を加えてつくり出された半合成化合物である。すなわち、覚せい剤のうち、最初にこの世にあらわれたメタンフェタミンは、漢薬「麻黄《まおう》」の主成分であるエフェドリンから一九世紀末につくり出された。実は、この麻黄の化学成分研究はわが国で行なわれたものであり、覚せい剤は日本生まれの薬物である。ただし、この半合成化合物の作用があきらかとなってきたのは第二次世界大戦前後のことであった。覚せい剤は、前出のコカインと同様にアッパー系（昂揚性）の薬物である。

わが国では、コカインやヘロイン、ＬＳＤのような薬物の乱用は他の先進国と比較すると少ないものの、覚せい剤にからむ犯罪は多く、二〇〇七年における薬物事犯の検挙者一万五〇〇〇人のうち、約八割が覚せい剤事犯であった。これは、覚せい剤が日本で生まれた薬物であるためだろうか。

覚せい剤というと単にマイナスのイメージしかないかもしれないが、覚せい剤に指定されている薬物のうち、メタンフェタミン塩酸塩は日本薬局方に収載された医薬品でもある。また、アンフェタミンの方はアメリカにおいて、「食欲抑制剤」として応用されている。

この章では、まず、メタンフェタミンの誕生を述べた後、アンフェタミンの誕生、覚せい剤禍、覚せい剤関連物質などについて述べていくことにする。

マオウと麻黄とエフェドリン

マオウとは、中国に自生するマオウ科のマオウ（*Ephedra*）属の多年生植物であり、漢薬の「麻黄」とは、この属の植物である*E. equisetina*や、*E. distachya*、*E. sinica*の地上部から製する生薬である。そして、麻黄の主成分として単離されたアルカロイドがエフェドリンであった。

麻黄は漢方では古来、発汗、鎮咳、解熱薬として用いられ、著名な葛根湯などの各種の

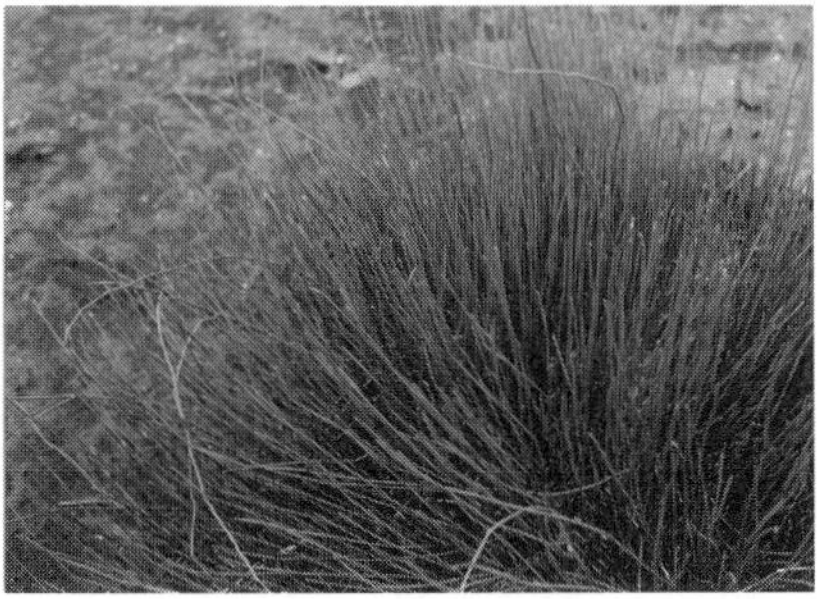

図４　マオウ（2000年10月、宮城県薬用植物園）

漢方方剤に配合される。また、麻黄は、鎮咳や気管支喘息に著効のあるエフェドリン塩酸塩の製造原料となっている。麻黄からのエフェドリン単離の最初の報告は一八八五年（明治一八年）七月一七日の長井《ながい》長義《ながよし》（一八四五～一九二九）による日本薬学会における講演発表であった。長井長義は日本の近代薬学の祖といわれる人物で、当時、ドイツ留学から帰国したばかりであった。彼はのちに、帝国大学医科大学薬学科（のちの東京大学薬学部）の初代日本人教授の一人となる。

漢薬「麻黄」のアルカロイド成分であるエフェドリンの単離とその化学構造の解明は、日本の近代薬学および近代有機化学の黎明期の大きな研究成果であった。なお、この薬学分野における麻黄の化学成分研究に始まる長井長義につながる研究グループと、東北帝国大学理科大学の眞島利行（一八七四～一九六二）の漆の化学成分研究に始まる研究グループは、わが国の近代有機化学の二大潮流となって現在に至っている。

エフェドリン〝ナガイ〟と咳止め

エフェドリンの薬理作用については、当初、三浦謹之助（一八六四〜一九五〇）により、交感神経系を興奮させることがわかり、瞳を拡大させることも報告された。

しかし、エフェドリン発表の約四〇年後の一九二四年、中国生まれのアメリカの薬理学者である陳克恢（K. K. Chen）と米国人のカール・F・シュミットは、中国の『神農本草経《しんのうほんぞうきょう》』を調査し、麻黄が咳を伴う風邪に使用されていることを知った。そして、動物実験により、エフェドリンには気管を拡張して咳を止める作用のあることを確認した。

それ以来、エフェドリンは喘息の薬として世界的に広く使われることになり、とくに気管支喘息の特効薬として知られることになる。エフェドリンは今でも、「エフェドリン〝ナガイ〟」の名前で生産され、使用されている。なお、現在、風邪薬には、咳止めの目的で、エフェドリンに化学変化（メチル化）を加えたメチルエフェドリンがよく配合されている。

メタンフェタミン（ヒロポン）の登場

ある新しい化合物が得られると、その化合物に化学操作を加えて、化学構造を種々変えた化合物を作るのは天然有機化合物研究の常道である。そして、こうして得られた化合物の性質を調べ、もとの化合物の化学構造を推定したり、新たにつくられた化合物の生物活性を調べたりする。当然ながら、マオウからエフェドリンが得られた際も、エフェドリンに様々な化学操作を加えて、種々の化合物を得ている。

エフェドリンの化学構造研究過程で、エフェドリンの水酸基（OH基）を水素（H）に置き換えたデソキシエフェドリンという一つの化合物が合成された。そして、このデソキシエフェドリンこそ、後に覚せい剤として名を馳せることになるメタンフェタミン（ヒロポン）であった。すなわち、漢薬麻黄の化学成分研究は日本の近代薬学や近代有機化学の始まりであるとともに、また、覚せい剤禍の始まりでもあったことになる。

江戸時代後期に「適々斎塾（または適塾）」を主宰して、福沢諭吉他の英才を育てた緒方《おがた》洪庵《こうあん》（一八一〇～六三）がいたが、その孫に緒方章《おがたあきら》（一八八七～一九七八）という薬学者がいる。緒方章は、東京帝国大学医科大学薬学科を卒業し、後に臓器薬品化学分野を確立したことでも知られているが、エフェドリンの報告を最初に行なった長井長義の薫陶を受けた時期もある。そのため、緒方は長井長義の下で研究した時にエフェドリンの化学研究に携わり、一九一九年、デソキシエフェドリンの結晶化に最初に成功したという。後に、この化合物を随分作ったという体験談をされている。「あんな中毒を起すものになるとは露知らずにネ」（伊沢凡人編著、一九七七年、二一七頁）と。もちろん、長井や緒方らに罪はない。

なお、ほぼ同時期に、アメリカにおいて、高峰譲吉《たかみねじようきち》（一八五四〜一九二二）らによって発見されたアドレナリンの化学構造はエフェドリンやヒロポンによく似ている。実はアドレナリンの発見もエフェドリンの研究に関係している。高峰のもと、アドレナリン発見に至る実験を実際に担当したのは、かつて、長井長義の助手をしたことのある上中啓三《うえなかけいぞう》（一八七六〜一九六〇）であった。上中は渡米して高峰の助手となる前、長井のもとで、エフェドリンの化学研究に従事していた時期があったのである。アドレナリンの化学構造がエフェドリンのそれによく似ていたことは運命的でもあったし、アドレナリン発見に至る研究遂行上、有利に働いたかもしれない。

長井と高峰には他にも共通点やつながりがある。すなわち、長井長義も高峰譲吉も当時としては珍しい国際結婚をしている。そして、上中の長男は長井の孫、すなわち、長男の長井亜歴山《アレキサンダー》の次女と結婚している。

覚せい剤としての再発見

デソキシエフェドリンの中枢興奮作用は一九三八年にナチス政権下のドイツで発見され、日本にも伝えられた。これがいわゆるデソキシエフェドリンの覚せい剤としての発見である。

デソキシエフェドリンは眠気を覚まし、気分を昂揚（覚せい）する薬としてヒロポンの商品名で世に出た。ヒロポンの語源は、ギリシャ語の“philoponos”で、「仕事を好む」という意味である。そして、この時期はちょうど戦争（第二次世界大戦）にさしかかったので、錠剤とされたヒロポンは「猫目錠」と称され、夜間勤務の軍人や、夜間飛行のパイロット、果ては、軍需産業の工員にまで使われた。また、夜間の軍事行動や特攻隊のためには「突撃錠」という、玉露の粉にヒロポンを加えた錠剤もあり、さらに、特攻隊出陣の前には、覚せい剤入りのアンプルが支給されていたという。

先に阿片が日中戦争の戦費の原資となったことや、アメリカの南北戦争がアメリカ国内におけるモルヒネ中毒者を急増させたことを述べたが、戦争とこの類の薬物には切っても切れない縁があるものらしい。

こうして軍事用に使用されたヒロポンが、戦後、民間に大量に放出された影響もあって、わが国では戦後、ヒロポンの爆発的な流行となったわけである。覚せい剤取締法制定直後の一九五四年（昭和二九年）には、五万六〇〇〇人にのぼる検挙者が出る。

当時の作家の中には、ヒロポンの力を借りて小説を書きまくった人たちもたくさんいた。たとえば、その中には、『堕落論』を書いた坂口安吾（一九〇六～五五）や『夫婦善哉』で有名な織田作之助（一九一三～四七）がおり、さらに、『見知らぬ橋』や『石狩平野』などの数々の名作で名高い船山馨（一九一四〜八一）もかつてヒロポンを使用し、執筆活動に支障をきたすまでの状態となったことがあったという。

ヒロポンを連用すると、だんだんに精神病に類似して、妄想や幻覚があらわれたりする。そして、ひどくなると狂暴性が出て、始末が悪い。また、覚せい剤には、長期間薬物の摂取を止めた後に少量の薬物を摂取することでかつての症状が再現する「燃え上がり現象」という症状がある。いわば、モルヒネやコカインなどにあらわれる「耐性」とは逆の現象となる「逆耐性現象」ともいう症状である。その際には、以前の被害的精神症状をメラメラと再燃させるという。これは、LSDや大麻使用者に多くみられる「フラッシュバック」という後遺症と類似した症状であるともいえよう。

モルヒネをアセチル化することによってヘロインが得られることは先に述べた。前出のLSDも天然から得られた化合物に簡単な化学変換を加えて得られたものであり、ここに述べた覚せい剤も天然から得られた化合物に簡単な化学変換を加えて得られた化合物である。これらの乱用薬物の誕生に、いずれも天然由来の化合物に簡単な化学変換を加えて得られたという共通点のあることは興味深い。

アンフェタミンの誕生と覚せい剤取締法

現在、メタンフェタミン（ヒロポン）とともに覚せい剤取締法によって名指しで規制されているもうひとつの薬物がアンフェタミンである。アンフェタミンはメタンフェタミン類似の化学構造を有する全化学合成された化合物である。すなわち、この化合物は一八八七年にドイツにおいて化学合成され、メタンフェタミンのN-メチル基を欠く化学構造を有する。ここに、現在、わが国において「覚せい剤取締法」で規制されているメタンフェタミンとアンフェタミンがそろったことになる。

当初は、これらの化合物がこれほど問題をはらむ化合物になるとは思われず、すでに一部述べたが、わが国では、一九四一年には、メタンフェタミン塩酸塩がヒロポン（大日本製薬）、アンフェタミンがゼドリン（武田薬工）の商品名で市販された。なお、アンフェタミン硫酸塩は英国においてベンゼドリンの名称で市販されている。先に述べたように、これらの薬物は第二次世界大戦中、将兵の士気昂揚や軍需工場における生産性向上のために用いられた。

アドルフ・ヒトラー（一八八九～一九四五）のあの異常ともいえる言動は明らかに覚せい剤の影響を受けていたものであるとする説がある。そして、ヒトラーへのアンフェタミンの投与をはじめたのは、彼の主治医のT・モレル（一八八六～一九四八）だったというのである。

　メタンフェタミンおよびアンフェタミンの有害性が明白となり、規制をうけることになったのは後のことである。すなわち、わが国では、一九五一年に制定された「覚せい剤取締法」によって規制をうけることになった。わが国は世界で最初に覚せい剤の乱用が社会問題化した国とされている。「覚せい剤取締法」の第一条には（この法律の目的）として、次のように記載されている。「この法律は、覚せい剤の濫用による保健衛生上の危害を防止するため、覚せい剤及び覚せい剤原料の輸入、輸出、所持、製造、譲渡、譲受及び使用に関して必要な取締を行うことを目的とする。」

覚せい剤禍

　私たちの体内に存在するアドレナリンやノルアドレナリンは交感神経興奮作用とともに中枢神経興奮作用を有するが、これらは血液‐脳関門を通過できない。ゆえに、体外からアドレナリンやノルアドレナリンを投与しても中枢神経興奮作用は示さない。

　これに対し、アンフェタミンやメタンフェタミンは、血液‐脳関門を容易に通過する。そして、大脳皮質ばかりでなく、脳幹にも作用する。そのため、これらの薬物は、中枢神経興奮による脈拍数の増加、瞳孔の散大、発汗増加、血管の収縮、血圧の上昇をきたす。

戦後、ヒロポン中毒が社会現象化し、「ヒロポン」やヒロポンの別名の「シャブ」という名前は悪名高いものとなった。シャブとは、「骨までしゃぶられても薬を止めない」ことからついた俗称という。そのためか、現在では、全く同じものが、スピード（speed）とか、S（エス）、アイス（ice）といった軽い名称で出回っている。また、注射による投与だけではなく、「あぶり」と称される方法で、ガラス製のパイプなどに覚せい剤を入れて下から火であぶり、薬物を蒸気としてその煙を吸い込んだり、経口投与されるようになっていることも覚せい剤に対する警戒心をなくしている一因となっているらしい。さらに、近年に至っては、アダム（MDMA）とかイブ（MDEA）、ラブ（MDA）といったいかにもソフトな名前で登場した覚せい剤類似化合物も出回っている。アダムやイブ、ラブについてはこの章の後の方で再びふれる。

覚せい剤にからむ犯罪

序章に述べたが、覚せい剤取締法違反による検挙者の数は減少傾向にはある。しかし実際には、インターネットや携帯電話の普及によって、覚せい剤の取引が表面化しにくくなっているだけなのかもしれない。とくに、女性で刑務所に収監されている者のうち、四八％が覚せい剤にからむ犯罪によるものである（外山ひとみ、二〇一〇年、一四四頁）という点には注意を向ける必要がある。覚せい剤の経験者の中には、「自分の意志でやめようと思ってもそれは無理」とまで言いきっている人もいる。充分な警戒が必要であろう。

覚せい剤にからんでの事件も多い。たとえば、一九九三年八月二三日の夜、博多発東京行の「のぞみ24号」内で、当時二七歳の男が、大阪出張帰りの四〇歳のサラリーマン男性を刃渡り三〇センチメートルのナイフで刺殺するという事件があった。犯人の男は覚せい剤を使用していることがわかった。

また、一九八一年六月一七日のお昼近く、東京都江東区の商店街路上にて、元トラック運転手の男（当時二九歳）が主婦や児童らを包丁で刺し、児童一人、幼児一人を含む四人が死亡、二人が怪我を負うという事件が発生した。犯人の男はその後、人質をとって中華料理店に立てこもった。しかし、午後六時五〇分ころ、男の隙を見て人質の女性が逃げたのを機に警察官が突入して男を逮捕した。男は覚せい剤常用者であり、科学捜査研究所の尿検査により、事件の二、三日前にも覚せい剤を使用したものと鑑定された。

二〇〇九年の夏には、かつて一時代を作ったともいえる女性歌手で女優の酒井法子（当時三八歳）が夫（当時四一歳）とともに覚せい剤使用にからむ事件で逮捕・起訴され、懲役一年六ヵ月執行猶予三年の判決を受けた（夫の方は懲役二年執行猶予四年）。

一方、中国の大連の空港から日本に大量（二・五キログラム）の覚せい剤を密輸しようとして二〇〇六年九月に逮捕された日本人男性（六五歳）の死刑が二〇一〇年四月六日、大連の拘置所で執行された。この事件のときに押収された覚せい剤は粗悪な中国製ではなく、国営企業の厳格な管理下に製造される高純度な北朝鮮製とみられている。さらに、同二〇一〇年四月九日には、同様の罪により、大連の拘置所で二人の日本人男性（六七歳と四八歳）、瀋陽の拘置所で一人の日本人男性（六七歳）の各死刑囚の刑が執行された。中国の刑法では、覚せい剤五〇グラム以上の密輸に対しては「懲役一五年または無期懲役・死刑」が科せられるという。

覚せい剤の作用とその依存性

覚せい剤を大量に服用（初めての使用者で二〇〜五〇ミリグラム）すると、多弁、興奮、不安、不眠などの種々の症状がみられ、腸管運動が抑制され、膀胱括約筋が収縮することから、便秘をおこしやすく、また、排尿困難となることも多いという。重度になると、せん妄状態となって錯乱し、攻撃的な行動を示す。さらには、高い発熱、けいれん、昏睡から虚脱状態におちいり、結局、心不全や脳出血から死に至ることになりうる。

この章の冒頭で、覚せい剤の一種であるメタンフェタミン塩酸塩が日本薬局方に収載されていると述べた。日本薬局方の解説書（日本薬局方解説書編集委員会、二〇〇六年、C―四二七七頁）によれば、メタンフェタミン塩酸塩は「ナルコレプシー、各種の昏睡、嗜眠、もうろう状態、インスリンショック、うつ病・抑うつ状態及び精神分裂病の遅鈍症に、また外科手術後の虚脱からの回復や麻酔からの覚せいの促進並びに麻酔薬、睡眠薬の急性中毒の改善のために用いる」とある。一方、その副作用としては「重大なものとして、反復投与により依存性を生じる。その他に興奮、情動不穏、眩暈、不眠、多幸症、四肢のふるえ、頭痛のほか、動悸、頻脈、血圧上昇などがあり、食欲不振、口渇、不快な味覚、下痢、便秘やじんま疹などの過敏症、インポテンス・性欲の変化などが現れる。実験動物で催寄性が認められている」とされている。

ちなみに、アンフェタミン硫酸塩（ベンゼドリン）のラットへの経口投与での五〇％致死量（LD_{50}値）は五五ミリグラム／キログラム、メタンフェタミン塩酸塩（ヒロポン）のマウスに対する腹腔内投与でのLD_{50}値は七〇ミリグラム／キログラムである。

世界的に見ると、各種の乱用薬物のうち、日本では覚せい剤、とくにメタンフェタミンがよく使用されるという点で非常に特徴的であるという。一方、ヨーロッパでは、アンフェタミンは値段が安いために「貧者のコカイン」と呼ばれ、若者層を中心とした乱用が社会的な問題となっているという。覚せい剤の恐ろしさのひとつはその強い精神的依存性にある。そして、覚せい剤をやめても、五年や一〇年過ぎてから突然、覚せい剤を服用しないにもかかわらず幻覚や幻聴があらわれたりすることもあるといい、これを「フラッシュバック現象」という。一方、逆耐性現象ともいえる「燃え上がり現象」もあることについてはすでに述べた。

覚せい剤には身体的依存性はないか弱いといわれるが、精神的依存性がきわめて高く、抑制がきかないという。そして、覚せい剤摂取後の爽快感、多幸感は、薬効が消失するとなくなってしまい、その上、覚せい剤摂取を中止すると、極度の疲労感や倦怠感、抑うつなどがあらわれ、その苦痛はこらえ難いらしい。そのため、この状態から逃避し、爽快感、多幸感をまた味わいたいという強い欲求を生じ、悪いとはわかっていてもまた薬物を求めるようになるという。これが、覚せい剤による強い精神的依存の原因である。その上、覚せい剤を反復して使用すると、耐性も生じ、使用量が増加していき、慢性中毒症状があらわれるようになる。その症状は多種多様であり、一個人においても、つぎつぎに症状が変化する例もあるという。とくに高用量を摂取するようになってしまうと、暴力行為におよんだり、高度の興奮状態となり、妄想がゆえに事件をおこしたりすることもある。

覚せい剤の密造・密輸

先に述べたように、メタンフェタミンは麻黄から得られるエフェドリンを原料として比較的容易に調製される。すなわち、エフェドリンを原料としてメタンフェタミンを調製する場合には、エフェドリンを直接、あるいは、クロロエフェドリンという中間生成物としたのちに、還元して製造される。

また、メタンフェタミンもアンフェタミンも比較的簡単な化学構造をしているため、それぞれ、全化学合成されたものも闇で出回っている。

以上の事情から、現在では、覚せい剤そのもの（メタンフェタミンとアンフェタミン）のみならず、その原料となるエフェドリン、さらには、覚せい剤の全合成原料となる種々の中間生成物なども覚せい剤原料として規制されている。

前述したように、わが国における覚せい剤の第一次乱用期に出回った覚せい剤は軍からの放出品をはじめ国内産のものが主であったが、現在は大部分が海外で製造されたものの密輸品である。相手国は以前は韓国産のものが圧倒的であったが、その後、相手国は、台湾から香港、中国本土へと移り、東南アジア産のものもある。

私たち日本人は今、覚せい剤をもとに何かをたくらんでいる不気味な勢力にかこまれていることもしっかりと見据えていかなければならない。

デザイナードラッグと覚せい剤

メタンフェタミンやアンフェタミンのような覚せい剤などの化学構造の一部が変化しており、規制されている物質とはいわば別物に見える化合物が登場した。これらは、化学構造の一部を変えた（デザインした）ことから、デザイナードラッグ（designer drug）と呼ばれている。

こうして登場した化合物の中から、覚せい剤のメタンフェタミンやアンフェタミンの化学構造に、それぞれメチレンジオキシ基を付け加えて作られたメチレンジオキシメタンフェタミン（MDMA）や、メチレンジオキシアンフェタミン（MDA）が生まれている。さらに、MDMA分子中のメチル基をエチル基に変えたものがメチレンジオキシエタンフェタミン（MDEA）である。これらの薬物は、その創製の経緯から判断すれば、覚せい剤類縁化合物といってよい薬物であるが、現在は一般に合成麻薬と呼ばれており、「麻薬及び向精神薬取締法」の規制対象となっている。

これらのいわゆる合成麻薬のうち、MDMAはアダム（ADAM）とも称される。これはMDMAのスペルがなんとなくアダムのスペルに似ているからであるという。それに対して、MDEAは主にイブ（EVE）と称され、そして、MDAはラブ（LOVE）と称されている。これらの合成麻薬は幻覚作用がさほど強くなく、昂揚感があらわれることに特徴があるといい、もともとは、人々の間に愛情をまきおこす薬として（そんなことがありうるかどうかは別として）誕生したという。そのため、MDMAのまたの名はエクスタシー、MDAはラブ・ドラッグとも称される。

結局、MDMAなどは主にセックス・ドラッグとして乱用されるようになったわけであるが、勃起やオルガスムスには役立たないという。なお、これらの薬物の作られたいきさつや化学構造を見れば、いかに名前がソフトであろうとも、その化学構造の基本骨格は覚せい剤であり、実態はヒロポンやシャブの仲間にほかならないことは一目瞭然である。

MDMAなどの薬物はその作用も覚せい剤とは若干異なるなどのためもあってか、さらには、これらが「覚せい剤取締法」ではなく、「麻薬及び向精神薬取締法」の規制対象薬物となっているためか、覚せい剤に関係して語られることは少なく、合成麻薬として別個に語られることが多い。しかし、誕生のいきさつをみれば、これらは物質としては覚せい剤の仲間でもあることを理解しておいていただきたいと思う。

MDMAについて

前項に述べたいわゆる合成麻薬のうち、マスコミなどを通じて現在、最も「ポピュラー」となったのがMDMAである。MDMAはすでに述べたように、アダムやエクスタシーと称される他、エクスタシーを略して「X（エックス）」、そして、Xから転じて「バツ」や「ペケ」、さらにはこれらのものが錠剤で流通することから「タマ」とも呼ばれるという。MDMAは一九一二年にドイツで合成され、その後、アメリカで心的外傷（PTSD）の治療薬として使用されたことがあるが、乱用が社会問題化したため、一九八五年に非合法化された。

二〇〇九年夏に、男優の押尾学（当時三〇歳）が交際相手であった銀座ホステス（当時三〇歳）に六本木のマンションにおいて、MDMAを服用させ、死に至らせたのみならず、異変が起きたのを知りながら、救急車を呼ぶなどの適切な措置を取らなかったという疑いが発覚した。そして結局、合成麻薬のMDMA使用による「麻薬及び向精神薬取締法」違反で、同年秋、懲役一年六ヵ月執行猶予五年の判決を受けた。さらに、同人は二〇一〇年の年初には「保護責任者遺棄致死容疑」で再逮捕され、起訴されるという事件がおきて話題となった。

出回っているMDMAの錠剤は一見、医薬品のような顔をしているが、中身は市場に出ている正式な医薬品とは全く違う性格の代物である可能性がある。こういうことは、素人にはまずわかるまい。もとより、MDMAの錠剤と銘打ちながら、中身の保証は全くない。中には覚せい剤と混ぜてあるものもあるとのことで、このような場合、誤解を恐れずにいわせていただけば、複合作用で何がおこるかわからない状態で使用しているということになる。

ＭＤＭＡは化学合成によって得られる薬物である。そのため、流通しているＭＤＭＡには、たとえ純粋なものというふれこみでも、合成過程の種々の中間物質や原料の不純物由来の化合物もかなり混じっているものがあると思われる。すなわち、純度の保証もない。たとえ「まちがいのない」ＭＤＭＡの錠剤であっても危険なのに、このようなわけのわからないものを服用してしまうような行動は、とても危険なことであると考えるのが正常な判断というものである。

カートと覚せい剤

カート（khat）とは、ニシキギ科の*Catha edulis*の新鮮葉や枝から調製される植物由来の薬物で、おもにアラブ諸国で用いられている。カートには"khat"の他、"cath, quat, chat, jat, tschatt"など多くの呼び方が知られている。カートの基原植物である*C.edulis*はエチオピア原産で、現在はアラビア半島南東部やアフリカ東部で栽培されている。

カートの有効成分は、カートを口で噛むことによって口内の粘膜や腸から吸収される。ただし、カートを噛んで感情の病的昂揚状態に至るには、大量の服用が必要である。その作用は覚せい剤のアンフェタミンに類似し、依存性を有するので、習慣的に服用している人々の生活を崩壊させるという。また食欲を減退させる作用もある。

カートに含まれるアルカロイドとして、カータミン類と称される一群のアルカロイド類が知られている。カートに興奮作用を有する塩基性化合物が含まれていることは一九一〇年代には知られていたが、まず、カチノンと名づけられたアルカロイドが単離された。カチノンはカートの主たる活性成分である。

カートに覚せい剤類似の作用があるのも不思議なことではなく、カチノンなどのカートの成分は、覚せい剤とよく似た化学構造を有している。カチノンは中枢神経系を興奮させる。カチノンもアンフェタミンと同様に交感神経終末に取り込まれると、アミン貯蔵顆粒からノルアドレナリンを追い出す。そして、この追い出されたノルアドレナリンが奏効器の受容体にはたらくのである。すなわちカチノンは間接型の交感神経興奮様物質である。この作用がカートを噛む際に生じる効果と思われる。しかし、カートがアンフェタミンと同様のこのような作用を有するにもかかわらず、アンフェタミン摂取の場合と異なり、カートの摂取によって精神異常をきたしたという報告は少ない。これは、その状態に至るまでには大量のカートを必要とするためかもしれない。

やせ薬との関係

アメリカで一九三一年に合成が発表されたアンフェタミンは、わが国では、現在、覚せい剤のひとつとされて覚せい剤取締法の規制対象となっている。しかし、すでに述べたように、アンフェタミンはもともとはやせ薬として開発されたものであった。アメリカでは今でも食欲減退薬として使用されているという。

二〇〇二年に、中国から痩身効果のある「漢方薬」として「繊之素膠嚢《せんのもとこうのう》」や、「御芝堂《おんしどう》減肥《げんぴ》膠嚢《こうのう》」、「茶素減肥《ちゃそげんぴ》」などという名称の「漢方薬」と称する代物が日本に入り込み、これらを服用した人に肝障害がおきた事例があった。

断言しておくが、少なくとも正規の「漢方薬」にこのような名称のついたものはない。これらの成分分析が行なわれた結果、そのいずれからも三％という高濃度で*N*-ニトロソフェンフルラミンが検出されたという（厚生労働省医薬局麻薬対策課発表、二〇〇二年七月）。*N*-ニトロソフェンフルラミンは分子中にフッ素を含む化合物であり、生薬の成分として含まれる可能性の全くない化合物である。そして、その化学構造の基本的な部分の形は覚せい剤と同じである。

一方、やはり中国からやせ薬として入ってきた「天天素《てんてんそ》」や「天天素清脂膠嚢《てんてんそせいしこうのう》」と称されるものがあり、これらの服用との因果関係が疑われる入院治療を受けた事例や死亡事例が二〇〇五年五月に発生している。これらのやせ薬からは、やはり、明らかに生薬成分ではないシブトラミンやマジンドールが検出された。シブトラミンは米国で肥満症治療剤とされるが日本では医薬として承認されておらず、*N*-ニトロソフェンフルラミン同様、覚せい剤と同じ基本骨格を有する化学合成されたアルカロイドである。また、マジンドールも化学合成されたアルカロイドで食欲抑制剤である。マジンドールは、わが国では「麻薬及び向精神薬取締法」において、向精神薬として規制されている。

第5章　アサと大麻

乱用薬物として、大麻という名称が行き渡っているが、この薬物の基原植物の名称はアサである。また、私たちはアサを原料とした繊維を使っているが、この時は一般に麻と書く。そこで、この章では、主として、植物としてはアサ、繊維としては麻、乱用薬物としては大麻という語を使っている。しかし、結局は、アサも麻も大麻も全く同じものなのである。ところが、現在、この三つの語はかなり異なるニュアンスを持つ語となってしまっているようだ。すなわち、人類にはアサという植物の古い栽培の歴史があり、わが国では古くから麻という繊維は衣料につかわれ、また、麻の実は食料とされてきた歴史がある。そして、やがて、大麻は乱用薬物とみなされ、法律で規制されるようになった。

この章では、大麻の原料植物であるアサの植物学的説明のあと、アサと人類の遭遇とその世界中への伝播や、麻の使われ方について述べる。その後、乱用薬物としての大麻の来歴や本質、およびその主たる活性成分であるテトラヒドロカンナビノール（THC）の作用についての知見をまとめていく。

大麻は酒やタバコと比較しても依存性が小さいので容認すべきという見解もある。しかし、現在、大麻は前出のＬＳＤや後述のシンナーとともに幻覚剤の一種であるとみなされており、大麻には規制が必要と考える。このことを最後に述べる。

アサと麻と大麻

麻というと私たちは一般に繊維の一種であると考える。そして、麻の原料となる植物の和名はアサと書く。一方、アサのことを大麻と書くと、私たちは「大麻取締法」で規制されている薬物というイメージをいだく。しかし、本来、大麻とは、麻という繊維の原料となるアサという植物の名称にすぎないのである。

麻の繊維を取り出す際には、「まず、葉を取り除いた（葉打）後に、特殊な釜でゆでて軟化させ、繊維を剝がしてコルク層を除き、水に晒《さら》す。乾燥後繊維（精麻）を整え製品とする」（正山征洋、二〇〇九年、一頁）という。なお、茎の木部は「おがら（麻幹）」と称して、お盆会の迎え火、送り火にはおがらを焚く習慣（おがら焚き）があった。

私たちはとくに夏場に麻や麻混紡の繊維でできた衣類を、下着の他、ワイシャツや甚平などとして好んで着る。それは、麻という繊維は一般的な特徴として、強度が大きいのみならず、吸湿性・放湿性ともに優れ、着用しても蒸れないことや、涼感があるゆえに夏期の衣料材料に適するからである。さらに、麻は、凧揚げの糸や和弓の弦《つる》、麻暖簾《のれん》などにも使われている。また、私たちは、小鳥の餌や七味唐辛子には麻の実が入っていることを知っている。麻はこのように私たちの普通の生活に関連している植物であり、その製品も身近である。麻や麻縄はまたヘンプ（hemp）とも称される。

このように身近なアサという植物であるが、アサは大麻と同じものというと驚かれる方もおられるかもしれない。大麻というと乱用薬物の印象が強いからである。実は、アサと大麻は植物学的には全く同じものなのである。この事実について、麻を植物学的により詳しく解説することにする。

なぜ、アサのことを大麻というのであろうか。それは、単に「麻」というと、植物学的にはそれぞれ異なる大麻、苧麻《からむし》、亜麻、マニラ麻、黄麻《おうま》などの総称ともされるためである。これらの「麻」のうち、大麻がアサの別称であり、「大」麻という名称は、「アサ」を他の「麻」と区別するために用いられているだけのものなのである。その他の「麻」の原料植物やその製品は以下の通りである。

苧　麻　‥苧麻は苧とも書く。カラムシはイラクサ科の多年草で、別名をマオ（苧麻あるいは真麻と書く）またはアオソ（青苧）とも称する。カラムシの茎の皮の繊維から製する糸は、越後縮《ちぢみ》を織る糸として使われる。

亜　麻：アマは中央アジア南部のアラビア原産のアマ科の一年草であり、茎の繊維でリンネルその他の織物を織り、種子から亜麻仁油をつくる。

マニラ麻：マニラ麻とは、フィリピン原産のバショウ科の多年生植物から製する麻である。マニラアサから得られる繊維は、ロープや漁網を作る材料になる。

黄　麻：黄麻はジュートともいい、ツナソ（綱麻）の別称でもある。ツナソはインド原産のシナノキ科の一年草である。その繊維を製した糸で粗布《そふ》を織り、また、コーヒー豆などを入れる南京袋などに加工される。また、ツナソの皮で漉《す》いた紙を黄麻紙といい、唐以後、詔勅《しょうちょく》を書くのに用いた。そのため、詔《しょう》書《しょ》のことを黄麻ともいう。

以上の各種の「麻」の他、近年、ケナフが「洋麻《ようま》」として知られるようになってきた。ケナフはまた、洋麻の他、ボンベイ麻、あるいはアンバリー・ヘンプ（ambari hemp）ともいう。ケナフはインド原産のアオイ科の一年草で、生長が速く、背丈は二〜三メートルにもなる。その茎の繊維は黄麻（ジュート）に似ており、ロープや布、製紙に用いられる。ケナフは生長が速いことから環境問題対策にも有効であり、繊維をとる栽培植物として注目されている。一方、大麻と同じく、種子を利用する植物としては、ゴマ科の植物のゴマ

（胡麻）もあり、大麻という語は、胡麻との区別としても必要であった。

アサは何種類か？

アサの原産地は中央アジア、カスピ海の東部であるとされている。アサはアサ科の雌雄異株の一年生草本であり、その学名はカンナビス・サティーバ・エル（*Cannabis sativa* L.）である。アサは以前はクワ科に属するとされたが、現在はアサ科に分類される。アサは一年草であるが、その生長は極めて速く、生長速度は一日に一〇センチメートルにおよぶことがあるという。

前述のように、大麻は雌雄異株であって、雌花の樹脂を集めたもののTHC含量が特に高く、これは乱用者からはハシッシュと呼ばれてとくに好まれているという。これに対して葉を主とした乾燥品の方はマリファナと称される。このようにして使われる大麻は、現在、わが国では、モルヒネ、ヘロイン、LSD、コカイン、そして覚せい剤などとともに、乱用薬物の一種とみなされている。

アサの学名のうち、*Cannabis* という属名はギリシャ語における「kanna」を語源としており、このギリシャ語は管《くだ》を意味する。実際にアサの茎は、中空で管状をなしている。また、種名となっている *sativa* には「有用なもの」あるいは「栽培されるもの」という意味がある。さらに、学名の最後についているL.は二名法で有名な植物分類学者のリンネ（Linne）のイニシャルであり、この植物の命名者がリンネであることを示す。通常、植物の学名を記載する場合には、命名者名を省略することも多い。その場合には、アサの学名は単にカンナビス・サティーバ（*Cannabis sativa*）と記される。

アサは一属一種といわれるが、アサには三種類あるという説もある。その説によれば、それら三種とは、***Cannabis sativa*** の他、*C. **indica***、そして、*C. **ruderalis*** であるという。この主張をする人たちは、*C. **indica*** は大麻とは別種の「インド大麻」であり、インドに産し、背丈が低く細かに分枝する特徴があり、とくにTHC含量の多いものであるといい、また、*C. **ruderalis*** は北欧からロシア北部、西シベリア、中央アジアにかけて広く分布する草丈の低いアサをさすという。

このようにアサには三種の植物が存在することを主張している説もある一方、アサは一種ではあるが、THC含量のとくに多いものについてだけはカンナビス・サティーバのインディカ変種（*C. sativa* var. *indica*）とすべきであると主張している研究者もいる。しかしながら、現今は、アサはあくまでもカンナビス・サティーバの一属一種であるという説が支配的であり、インド大麻やアサのインディカ変種もないとされている。

アサは非常に長い栽培の歴史のあることから、世界各地でその栽培目的に応じた栽培系統が多数出来てきた。たとえば、アサはいずれの個体からもTHCが検出されるものの、THCの含量には著しい差があるという。前述のように、その中でもとくにTHCの含量の高いものはインド大麻という別の種と称されることすらあった。一方、繊維をとる目的で特化した大麻は草丈が高く、THC含量は低い。海外における繊維タイプの大麻の中には背丈が六メートルに達するものもあるという。このような特徴を有する大麻は繊維タイプの株、あるいは「無毒大麻」と称されることもある。このような大麻の中で、わが国でよく栽培される繊維タイプの麻には「トチギシロ」という品種もある。しかし、現在の見解では、いくら外見が異なろうとも、THC含量に違いがあろうとも、植物学的には、いずれもカンナビス・サティーバ・エルであると結論されている。

現在、わが国の大麻取締法で取り締まりの対象となるのは、学名をカンナビス・サティーバ・エルという植物一種であるとされている。だから、これを逆手に取って、大麻取締法で起訴された被告が「自分が所持していたのは、カンナビス・サティーバ・エルではなく、カンナビス・インディカであるから、大麻取締法には違反してない」と主張しても通らない。いうまでもなく、カンナビス・インディカとは、カンナビス・サティーバ・エルよりもTHC含量が多いとされる別種とされたことのあるものであるから、もし、こういう主張がなされたとしても、それは法律をもてあそんだものに過ぎないといわざるを得ない。

アサと人類の出会い

前述のように、アサの原産地は中央アジア、カスピ海の東部であるとされている。アサは人類にとって最も古い栽培植物のひとつであり、その栽培の歴史は五〇〇〇年とも七〇〇〇年とも、さらには一万年にも達するのではないかともいわれている。

アサが古い栽培の歴史を持つのには理由があり、アサが大変に有用な植物であるためである。アサの栽培には主に五つの目的があるとされる。すなわち、(1)麻の繊維をとる、(2)種子を食べる、(3)種子から油をとる、(4)陶酔薬とする、そして、(5)病気を治療する薬とする、の五つである。

アサは古くから、繊維としての利用から食物として、さらには薬としての利用に至るまで、人類の文化に深く関連した点で、先に述べたケシに匹敵するものということができよう。かつて、わが国ではアサは、

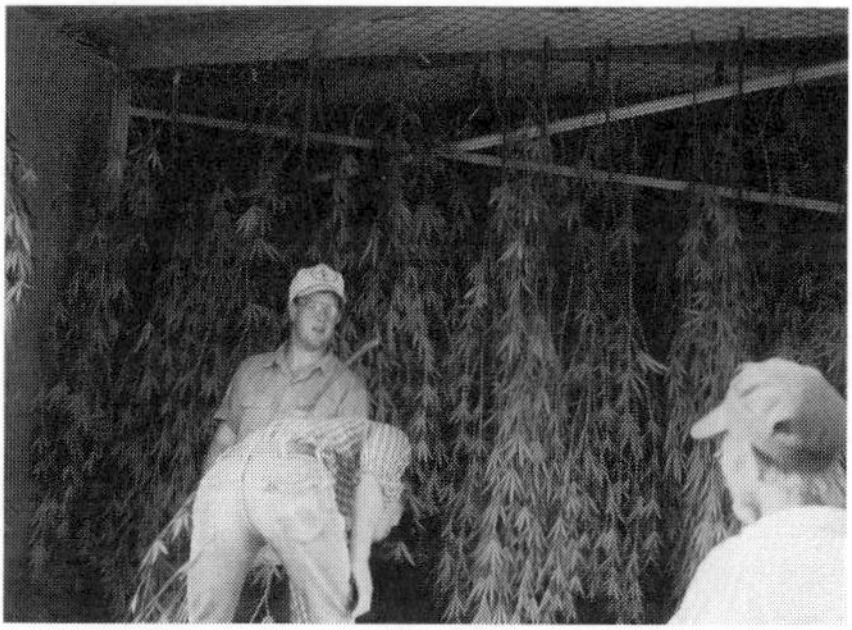

図５　大麻（1983年８月、アメリカミシシッピ大学附設の大麻栽培研究圃場にて）

実生活に有用な三種の草という意味で、紅花、藍とともに三草と呼ばれていたことがある。三草は、麻・藍・木綿とされることもあるが、いずれにしても麻は含まれている。

わが国にアサが伝来したのは縄文時代の紀元前一〇〇〇年ころと思われるが、そのときに伝来したのはTHC含量の低い繊維タイプの株であったと考えられる。九州大学の故西岡五夫名誉教授（一九二七～二〇〇七）によれば、この繊維タイプのアサは中国やヨーロッパ中北部、さらに北米にも伝わったと考えられるという。これに対して、THC含量の多い薬物タイプのアサは中近東やアフリカ大陸北部、ヨーロッパ南部や西部に伝わったようだ。

現在、大麻を医療に応用しようとした研究も行なわれているが、今のところはっきりとした有用性は見出されていない。図5にアメリカのミシシッピ大学における研究用の大麻栽培圃場の様子を示す。この圃場は周囲が背の高い金網で囲まれ、入り口の見張り台にライフル銃がぶら下がっているのが印象的だった。

わが国のアサ、麻、大麻

アサはかなり古い時代に世界中に広がり、わが国でも奈良朝時代にはすでにアサが全国的に広く栽培されていたとみられる。そのためか、わが国には「麻」のつく名字や地名も多い。試みに、手元にある『日本紳士録第八〇版』（交詢社出版局、二〇〇七年）を見ても、頭に麻のつく名字として、麻生、麻上、麻島、麻創《あそう》、麻田、麻沼、麻野、麻畑、麻原が認められた。地名においても、麻布や、麻生、当麻などが知られる。なお、青森市の東部には浅虫《あさむし》温泉という地名があるが、浅虫とはもともとは「麻蒸」であったという。ただし、注意しなければならないのは、わが国では単に麻といったときには、苧麻であることも多いというから、これらの場合の麻も大麻とは限らない。

先にアサの生長の速さは驚異的であるということを述べた。そのため、かつて忍者の修行にはアサの種を蒔いて、毎日、その上を飛び越える訓練をしたとの言い伝えがある。背丈が五〇〜六〇センチメートルのうちは楽勝であろうが、まもなく一メートルを超えると段々ときつくなろう。アサは容赦なく生長し続けるから、ほどなく二メートル以上を飛び越えなければならないことになる。

わが国では麻は「魔除け」にもなるという言い伝えがあった。そのため、乳児に着せる産着によく麻模様が使われている。産着に麻模様が使われるのはまた、乳飲み子が麻のようにすくすくと育ってほしいという願いもあるようである。

アサは、このように、主に繊維や食材を得るために栽培される一方、世界各地で吸煙されてきたという歴史もある。しかし、わが国では不思議にも、アサの応用はほぼ繊維や食料としての使用に限られ、その吸煙の風習はなかった。

わが国における麻の生産の最盛期は一九五三年（昭和二八年）であり、そのときの栽培面積は四九〇〇ヘクタール、栽培者数は三万七三一三人であった。しかし、その後、激減し、一九九四年における栽培面積は二〇ヘクタール、栽培者数もわずか一五七人となってしまっている。一九九四年現在でアサの栽培が最もさかんなのは栃木県であり、栽培面積一九ヘクタール弱である。ということは、現在のアサの栽培のほとんどは栃木県で行なわれているということになる。なお、現在、わが国では、大麻を栽培するためには、いかなる人も「大麻取扱者免許」を取得しておかなければならない。

このようなわが国における麻栽培の衰退の原因は、その供給を海外に求めていることにもよるが、実際にはかなりの部分は法的規制によるものであろう。すなわち、アサの栽培にあたっての種子の管理、大麻葉の届出などの煩雑さや、盗難防止にかける労力などがこの傾向に拍車をかけているのは間違いないと思われる。

生薬〝麻子仁〟

アサは、日本薬局方の初版が一八八六年に公布された当時から一九五一年に第六改正日本薬局方が公布されるに至るまで、「印度大麻」という名称で「鎮痛、麻酔薬」として収載されていた。たとえば、一九三二年に公布された第五改正日本薬局方においては、「本品及び其製品は（中略）阿片に類する慢性中毒等を起こし易きものにして麻薬の取締を受くるものなり」とある。このような事情もあって、大麻はよく麻薬性鎮痛剤と混同されがちであるが、実際には、いわゆる幻覚剤と称される精神異常誘発薬物に属する。

現在でも、アサの種子は麻子仁《ましにん》と称して、緩和な下剤として、また、利尿、乳汁分泌促進などの目的でも使用されている。麻子仁とは、麻の種仁《しゅにん》のことで、種仁とは、種子から種皮のみを取り除いた中身すべてをいう。麻子仁の成分としては脂肪油約三〇％などを含む。

麻子仁は、漢方の処方薬としては、麻子仁丸《ましにんがん》などとして用いられる。麻子仁丸は麻子仁を主薬とし、マシニン（五）の他、シャクヤク（二）、キジツ（二）、コウボク（二）、ダイオウ（四）、キョウニン（二）の割合で煉蜜《ねりみつ》で丸剤として服用する。麻子仁丸には緩和な下剤としての作用が期待される。

麻と痳

すでに一部述べていることではあるが、植物のアサを示す字について説明を加えておく。現在、「麻」の字を使用しているが、もともとは、まだれの中にあるのは「林」ではなく「𣏟」であり、「麻」と書いた。また、現在は「麻酔」と書いているが、かつては「痲酔」と書いていた。「痲」の字にはしびれるという意味がある。しかし、戦後の一九四九年に定められた当用漢字表には「痲」や「麻」の字は採用されなかった。そのため、痲酔や痲薬、そして大麻の「痲」や「麻」の字には、字の形が似ていて発音の共通する「麻」の略体の「麻」（当用漢字、のち常用漢字）が当てられるようになったのである。

〝乱用薬物大麻〟と人類の出会い

今でも大麻はよく麻薬とみなされることがある。たとえば、少し前の広辞苑（第二版、一九六九年）において「麻」の項をひくと、「大麻・苧麻・黄麻・亜麻・マニラ麻などの総称。また、これらの原料から製した繊維」とあるが、後半には「……インド産のものは麻酔性物質を多く含み麻薬を作る」との記載もある。また、広辞苑第三版（一九八三年）の大麻の項にも、大麻の意味のひとつとして「アサの別称。また、アサから製した麻薬」とある。

歴史上、最初の大麻についての明瞭な記載がある文書は、紀元前一四〇〇〜前九〇〇年のインドのアザルバ・ベーダである。その後エル・ヤ・サルスタというインドの古書にも大麻の記述がみられる。さらに、紀元前七〜六世紀のイランに伝わるゾロアスター教の教典であるゼンドアヴェスタには「大麻は幸福の源なり」と書かれているという(山本郁男、二〇〇一年、一〇頁)。

いずれにせよ、大麻に陶酔感をおこす作用のあることは三〇〇〇年程度以上前から人類に知られていたようで、人類がこれを用いたのは、他の幻覚物質と同様に、宗教、戦争、占術、医術、そして快楽の目的が主なものである。

インドのカシミール地方に産する大麻はとくに活性成分を多量に含んでいることから、繊維植物としてより、ヒンズー教徒やイスラム教系のインド医学において、もっぱら催眠、鎮痛などの目的によく用いられた。また、イスラム教圏では、アルコールの酩酊を禁止する一方、意識の清明な陶酔をもたらす大麻には寛容であった。そのため、大麻は宗教儀式や医療に広く用いられたのである。

江戸時代末期の華岡青洲は、後漢(二五〜二二〇)の末期に華陀《かだ》の創生したという「麻沸《まふつ》散《さん》」のような麻酔薬を作って、外科手術に応用しようと考え、「通仙散《つうせんさん》」を創生した。麻沸散は大麻を配剤したとされているが、華岡の創生した通仙散は大麻ではなくチョウセンアサガオを主剤とした麻酔薬であった。この件については次章で詳述する。

ヨーロッパでは、阿片戦争によって阿片の供給が一時断たれると、阿片に代わって大麻が流行しはじめ、パリでは芸術家たちの間に大麻が流行して「マリファナ愛好クラブ」が誕生する。その会員にはビクトル・ユゴー（一八〇二〜八五）やバルザック（一七九九〜一八五〇）、ボードレール（前出、第一章）などがいたといわれる。

一方、米国では、ベトナム戦争当時以来、麻薬取り締まりの対象となっていたマリファナ（大麻）を公然とくゆらすことを反体制運動のシンボルとした。また、LSDを含むサイケデリック・ドラッグが全米の青少年に大流行し、当時のヒッピー文化がつくりあげられた。米国における一九七〇年の大麻使用者数は八〇〇万人にのぼったという。後述するが、当時のニクソン大統領は、一九七三年、ついに、大麻の取り締まりを断念し、深刻化していたヘロイン取り締まりに主力を置くという選択にふみきった。

大麻にはヘロインや覚せい剤のような害毒はないという説も一方であるようだが、精神医学的には、大麻によるさまざまな障害を「大麻関連障害」と呼び、その中には「大麻依存」「大麻乱用」「大麻中毒」「大麻中毒性せん妄」「大麻誘発性精神障害」「大麻誘発性不安障害」などがあるという（佐藤有樹・山本卓、二〇〇九年、一〇四頁）。このうち、大麻誘発性精神障害においては、ものごとへの興味や関心が極端に狭まり、自分で何かをしようという意欲がほとんどなくなったり、情緒不安定になって、あるときは他人を激しく攻撃したり、逆にひどく落ち込んで自宅に引きこもったりするのが特徴であるという。

大麻とTHC

大麻からは四〇〇種以上の化合物が単離されているが、幻覚作用を有する主たる活性成分はΔ^{9}-テトラヒドロカンナビノール（Δ^{9}-THC）である。前章までに述べてきたモルヒネや、コカイン、LSD、覚せい剤は分子中に窒素原子（N）を含むアルカロイドである。それに対し、大麻の活性成分であるTHCは、その分子中に窒素原子を含まず、アルカロイドではないところに一大特徴がある。なお、この活性成分の正式略名としては、化学構造式中の九位に二重結合が入っているという意味を持つΔ（デルタ）9-を付けてΔ^{9}-THCとすべきであるが、この本ではこの化合物を単にTHCと略記させていただいている。乱用薬物としての大麻は、そのTHCの含有量の多寡などで、大まかに次の三種に分けられているようである。

(1) ハシッシュ（hashish）：最もTHC含量の多いもので、大麻の雌花の樹脂のみを集めたもの。またの名をチャラス（charas）ともいう。

(2) ガンジャ（ganja）：ハシッシュの次にTHC含量の多いもので、栽培された大麻から採取された未熟の果穂および葉が主体をなしていて、かなり注意深く選別されているものをいう。

(3) マリファナ（marijuana）：一般にわが国で大麻と称されるもので、マリファナとはメキシコ・スペイン語で「安い煙草」を意味するという。ＴＨＣ含量が上記二種に比較して少なく、野生品や栽培品が混在し、時には茎も入っていて、品質は一定ではない。バング（bhang）ともいう。

大麻主成分のＴＨＣの作用としては、興奮、鎮静、異常行動がみられ、また、エタノールやモルヒネとの相互作用も知られている。ラットにＴＨＣを投与することにより、ムリサイドと称される異常行動の起きることは後述する。

大麻の精神作用は、使用する者の性格や状況などによって大いに左右されるという点で特徴的である。大麻の吸飲による精神状態の変化には「バッドトリップ」あるいは後述する「ストーン」と呼ばれる非常に不快なものもあるらしい。これは、まさに、同じお酒を飲んでも、陽気になる人ばかりではなく、泣き上戸や怒り上戸もいたりするように、いろいろな酔い方をしたり、また、そのときの状況でいろいろな酔い方をすることと似ているのかもしれない。

また、大麻には生殖機能に対して悪影響を及ぼす疑いがあり、男女性ホルモンの分泌低下、精子数の減少、月経異常などが報告されている。

大麻の幻覚作用

大麻の乾燥葉を吸煙するとヒトは特異な幻覚に見舞われ、多幸感、陶酔感、昂揚感などを覚えることは古くから知られていた。

大麻を吸飲すると、最初、酩酊感があり、四肢の麻痺、眼結膜の充血、口渇、めまい、頻尿、悪心、嘔吐、心拍数の増加、血流の増加、血圧の低下などがおこり、種々の空想や幻想があらわれるという。別の観察では、初めにすべての感覚が鋭くなり、ものの色彩がカラフルになり、また、音楽の印象が鮮やかになったりするという。そのうえ、体が宙に浮くような感じがし、情動の抑制が出来なくなって突発的な行動に出たりする。また、時間や空間の感覚もなくなって数分間が何時間にも感じられたり、遠くの物体が近くに見えたり、錯覚や幻覚があらわれたりするという。

大麻の薬理作用は、大きくいって、妄想、幻覚、陶酔感、多幸感の四つであるが、いずれにせよ、THCはこのような異常な精神状態を引き起こす薬物であり、こういう薬物を薬理学的には幻覚剤といっている。幻覚作用としては、聴覚と視覚が鋭敏となるために、芸術家が好むという。大麻は自己陶酔をおこす阿片のようなものとは異なり、先に述べたLSDと同じように幻覚を引き起こす薬物といえる。

フランスの精神科医で精神薬理学の創始者であるJ・J・モローは、一九四五年に自らハシッシュ（THCとして三五ミリグラム相当の大麻樹脂）を服用したという貴重な体験を報告している。それによれば、彼は「幸せと喜びを感じ、発作的な制御不可能な笑いにおちいった」とし、さらに、必ずしもこの順序で発現するとは限らないとしながらも、大麻の幻覚作用を次のような八段階に分類している（山本郁男、一九八五年）。

(1) 多幸感（全身で感じる喜び。心の安らぎを伴う幸福感、満足感。快楽主義者、億万長者、常勝の賭博師、大成功者になった様な気分）

(2) 興奮、思考の分裂（異常観、夢と現実の倒錯、現在・過去・未来の混乱、最近のことが想い出せない）

(3) 時間と空間感覚の錯誤（実際の時間より長く感じる、身体浮揚感、遠くのものが近くに見える、物体の歪み）

(4) 聴感覚の鋭敏化、音楽への効果（音楽による想像の進展、喜怒哀楽の顕在化、周囲が騒がしく感じる）

(5) 固定観念（妄想の発現、忘れていたことを想い出す）

(6) 情緒不安定（決断力、思考力の低下。無気力、無関心かと思うと逆の突発的な判断

を示す。集中力の低下）

(7)　衝動的行動（開けた窓を見るとそこから飛び降りたいという様な感情発現。過度の興奮により頭の中が混乱。挑発的、暴力的、無責任な行動、行為に走る）

(8)　幻視、幻聴（興奮状態が極度に達し、恐怖状態に陥る。爆発的な色彩、幾何学的図形）

大麻による幻視は後に述べるサボテン科のペヨーテ由来のメスカリンや、テオナナカトルと称するきのこ由来のサイロシビンのような幻覚成分の作用と類似しているとも考えられる。

また、大麻の幻覚作用にはフラッシュバック現象もあり、大麻を連続吸煙している人が大麻摂取を中止すると、数週間〜数ヵ月後に突然、異常感覚に襲われることがあるという。さらに、大麻の主成分のTHCをサルに連続投与すると耐性がみられ、投与を中止すると明らかにすべてのサルが禁断症状を示したという。また、大麻摂取の経験者の話によれば、大麻には、ヒトに対しても身体的依存性もみられるようであるという（山本郁男、二〇〇五年、九七頁）。

マリファナパーティの効果

ヘロインや、LSD、覚せい剤については、その使用にあたり、パーティという形をとることはあまり聞かないが、大麻の使用については、とくに、マリファナパーティという形態をとるのはよく聞く。それは、マリファナはその吸飲時の雰囲気によって作用のあらわれ方が異なるためかもしれない。

実際に、大麻を一人で使用した場合、リラックスし、わずかに眠くなる傾向がみられるのに対し、大麻をグループの中で用いたときには昂揚感、多幸感、さらに精神的な満足感を伴い、鎮静効果は全くないと報告されている。このように、大麻を一人で使用した場合と、グループで使用した場合の使用状況による効果の違いのため、大麻は「マリファナパーティ」という形で乱用されることが多いのであろうか。

大麻の摂取によって心身ともに軽くなって、天真爛漫な天使のように幸福の世界に翔ぶことを「エンジョイ」といい、これに対し、意識が低下し、物事を悲観的に考え、蝸牛《かたつむり》のごとく自分の殻の中に堅く閉じこもって、重苦しく思い詰めてしまう状態を「ストーン」というらしい（真中史雄、一九八九年、八頁）。ストーンには、自己の内面世界に降りてゆく極めて静かな状態もあり、ヒンドゥー教の行者がしばしば大麻を吸う目的はそこにあるという。

この点で、大麻は他の乱用薬物とは様相を異にしているようだ。実は、このような傾向は後に「ムリサイド」の項で述べるように、ラットを用いた動物実験によってもあらわれることは興味深い。実験において、ラットを一匹ずつ隔離してＴＨＣを投与した場合と、一つのケージに複数匹ずつ飼育してＴＨＣを投与した場合では、ＴＨＣの作用のあらわれ方が明らかに異なるという。すなわち、ラットを単独飼育しながらＴＨＣを投与すると次項に述べるムリサイドと称される異常行動がおきる。

ムリサイド

大麻の活性成分であるＴＨＣをラットに投与すると、刺激に対して過敏な反応を示し、棒に咬みついたり、仲間同士闘争を起こしたりする。また、後述の条件でＴＨＣを投与したラットを入れたケージにマウスを入れると、ラットはマウスを咬み殺して食べてしまうという行動をとる。これをムリサイド（muricide）という。ムリサイドとは、ネズミ科の動物を示すムリン（murine）に、「〜殺し」の意味を持つ名詞語尾であるサイド（-cide）を組み合わせて作られた語である。

この攻撃性の発現は動物の飼育環境（群飼育か単独飼育）や実験条件によって顕著に左右される。ＴＨＣは群飼育ラットに単回投与ではむしろおとなしくなり、ムリサイドは決して発現しないのに対し、単独飼育では特異な攻撃性を誘発し、絶食条件とすると、さらにムリサイドを助長するという（山本郁男、二〇〇一年、二一九頁）。

次項に述べるように、大麻は酒やタバコと同様、個人の嗜好であって、法律で規制する必要はないという意見が散見される。しかし、大麻成分には、酒やタバコとは比較にならないような恐い生物活性もあるという意見には耳をかさなければいけないだろう。

史実に目を向けてみると、一一世紀ごろには、ペルシャ（現在のイラン）にハシッシュ服用者の意味を持つHashshâshinという暗殺団が組織され、大麻を吸飲しては他民族を攻撃、殺害したという。また、一一世紀末から一三世紀後半に至るまで、キリスト教徒がイスラム教徒討伐のために七回にわたって行なった十字軍遠征の折にも、大麻を吸飲したイスラム教徒兵士が多くのキリスト教徒を残忍に殺したといわれる（植木昭和、一九七四年、一七六頁）。実際に、大麻にはヒトを暗示にかける力があるようだということを実際に体験した話もある（真中史雄、一九八九年、六一頁）。

どうやら、大麻には本質的には狂信的な行動にかりたてる作用があり、それを戦争に利用したのではないかとも考えられる。因みに、ハシッシュは英語のアサシン（assasin, 刺客）やアサシネーション（assassination, 暗殺）の語源であるともいわれる。少なくとも、大麻に精神状態を大きく変化させる作用のあることは確かなようである。

禁酒法と大麻吸飲の始まり

現在、世界には大まかに、アルコール文化圏と大麻文化圏があるように思われる。すなわち、大麻に寛容でアルコールは拒絶するイスラム文化圏と、アルコールは許されるが、大麻は拒絶される文化圏である。もちろん、現在のわが国は後者である。このことを念頭において、この項を読んでいただきたい。

アメリカ人はもともとアルコール度数の高い酒を好んでいた。そして、一八世紀中頃以降、ウィスキーの製造技術に長けたスコットランド人やアイルランド人が入植し始めると、アメリカ人の飲む蒸留酒の中心はそれまでのラム酒からウィスキーとなった。

そのうちに、アルコール度数の高い蒸留酒の全面禁酒を求める「アメリカ禁酒協会」が一八二六年にボストンに誕生する。この協会はやがて発展的に解消し「合衆国禁酒同盟」が出来、一八三三年には全国組織となる。そして、ついに、最初の禁酒法がメイン州で成立する。それは、一八五一年のことであった。メイン州には林業や漁業に従事する人が多く、また合衆国の最東北部に位置するために身体を温めるとされていたアルコール度数の高い酒類を多く消費していた。

禁酒運動はやがて禁酒法運動へと変化していった。これは、禁酒に関する道徳的説諭が効果を持たなくなってきたためである。禁酒法運動を担ったのは主に女性であり、その始まりはオハイオ州で一八七三年のことであった。彼女らは「禁酒十字軍」と呼ばれ、酒場に押しかけ、主人が根負けして店の閉鎖を約束するまで、店内で賛美歌を歌い、祈りを捧げるのであった。

そして、一九二〇年一月一六日午前零時にはアルコールの製造と販売を違法とする禁酒法が発効し、この法律は一九三三年まで続く。すなわち、一九三二年、禁酒法廃止を打ち出したフランクリン・ルーズベルト（一八八二〜一九四五）が大統領に就任し、一九三三年二月に禁酒法廃止法案が可決されたときまで続いた。この禁酒法廃止法案可決という結果は各州に送付され、最後にユタ州が一九三三年一二月五日に承認することによってようやく全面的に廃止となる。この「アルコールを追放することで社会を改革し浄化するという目的を掲げた運動は、それが実現されることで、むしろ現状をいっそう悪化させた」（佐藤哲彦、二〇〇八年、一三〇頁）といえよう。

このような時代背景にあって、アメリカに登場したのが大麻吸飲であった。大麻はアメリカにおいてもすでに麻縄などに使うために一七世紀には栽培されはじめていたが、大麻の吸飲はおこなわれていなかった。アメリカにおいて大麻に向精神作用のあることが知られ、吸飲されるようになったのは一九世紀中頃のことである。当時、大麻はアメリカ薬局方に収載されていた。大麻はてんかんやヒステリー、あるいは喘息などに効くとされていたからである。二〇世紀に入ると、大麻は「ティー・パッド（tea pad）」と呼ばれる大麻喫煙所で喫煙されるようになる。大麻吸飲は合法であるにもかかわらず、それほど全国的にははやらなかったという。それに対し、むしろ、アルコール摂取、すなわち、非合法なもぐり酒場の方が盛んなほどであった。

ひろがる大麻吸飲

大麻が人気を博したのはニューオリンズであった。大麻はニューオリンズを中心として作られつつあったジャズの演奏家たちにも愛好されて、一九二〇〜三〇年代にかけて、大麻にまつわる多くのジャズが演奏されたという。大麻は、当時、人種的に劣るとされていたメキシコ人労働者が好んで使用していた。そして、大麻の使用によって理性を失い、性犯罪を犯すなどと考えられるようになった。

そのため、一九二五年にジュネーブで開催された「第二回国際阿片会議」において、エジプトやトルコ、南アフリカの主張を、メキシコからのマリファナ流入に悩んでいたアメリカが支持する形で、大麻を規制薬物に含め、その流通が統制されることになった。アメリカはこの時期は禁酒法のまっただ中であったことにも着目されたい。

ところで、この時期、自動火器を禁止する目的で、一九三四年に連邦火器法によって自動火器に課税し、証書を発行するという方法がとられた。実際には証書を発行しなかったので事実上自動火器禁止ということになる。一九三七年、大麻にも同じ手法をとることになり、大麻課税法を成立させた。やはり、実際には課税証書を印刷も発行もしなかったので、事実上、禁止となる。もとより、証書を申請すれば、大麻を所持していることになるから、その時点で違法となる。この法律に関しては、LSDの教祖ともいわれるティモシー・リアリー（前出、第3章）によって憲法違反であると告発され、一九六九年に違憲判決が下された。

大麻の容認そして政策転換

後述するが、国連麻薬委員会でマリファナの問題が取り上げられ、一九六一年に麻薬単一条約が出来、マリファナも国際的規制を受けることになった。一方、アメリカでは一九六〇年代後半からベトナム反戦・反体制運動の波に乗って、大麻の吸飲が反体制のシンボルになってくる。そして、ヒッピー族をはじめとする若者たちのマリファナ乱用が急激に増加するに至った。すでに述べたが、ベトナム戦争は、アメリカ兵に大量のヘロイン中毒者をも生み出した。

ベトナム戦争拡大の責任を追及されたジョンソン大統領時代の麻薬対策を引き継いだニクソン大統領は、一九七二年の「マリファナと薬物乱用に関する全国委員会」による「大麻を依存薬物から除外し、自己使用のために所持していたものには罰則を適用しない」という勧告を入れて、一九七三年の大麻解禁令に踏み切った。

その結果、米国は麻薬天国化していった。米国の大麻解禁策は、マリファナ煙草を手にしたヒッピーを世界中に送り込んで、各国の大麻汚染を促進させてしまった。大麻密売人たちは米国のハイスクールの生徒たちなどに大麻を売り、米国マフィアはたっぷりと資金をためこんだ。そして、米国マフィアは、今度は長らく中南米に局限していたコカインを、ヘロインのような禁断症状をおこさない「麻薬のキャデラック」としてシリコンバレーの富裕な白人層に売りつけていったのである。

その後、米国は一九八八年、政策を転換し、厳しい麻薬取締法を施行した。この法律によれば、麻薬にからむ殺人事件をひきおこした被告には死刑も求刑でき、また、マリファナ煙草一本を所持しているだけでも、最高一万ドルの罰金を科すことができるという。

大麻取締法と麻薬及び向精神薬取締法

現在、大麻については、ヘロインやコカインなどの麻薬や覚せい剤に続いて世界的にその乱用が激増し、「第三の麻薬」などともいわれる。わが国の現行法では、アサという植物は大麻として「大麻取締法」で規制されているが、かつて、わが国では、大麻は麻薬の一種と認識されていた。すなわち、前述のように、一九二五年にジュネーブで開催された「第二回国際阿片会議」において、エジプトは自国の大麻乱用による社会問題を提訴した。その提訴の結果、「国際阿片条約」が締結された。この条約の中心は阿片ではあったが、この時から、大麻も国際的規制の対象薬物になったのである。この「国際阿片条約」に合わせ、わが国では一九三〇年に内務省令として「痲薬取締規則」が制定された。そして、「印度大痲草、その樹脂、及びそれらを含有するもの」の輸出入が許可制となった。この時には、大麻はこの法律で取り締まられる「痲薬」に含まれていたのである。ただし、この時期には大麻とはインド大麻のことであって、当時わが国で広く栽培されていたアサ(大麻)はこの法律の規制の対象外という認識であった。そして、わが国における大麻の栽培は規制の対象とはならず、むしろ奨励さえされていた。

さらに、一九四三年にわが国で成立した「薬事法」においては、大麻は麻薬としてモルヒネやヘロインと同様に規制することになった。しかし、この時期においても、繊維としての大麻の栽培や販売などについては全く自由であった。これは、日本では、古くから大麻は栽培され、存在していたにもかかわらず、不思議なことであるが、長い間、大麻を吸煙する風習はみられなかったこともかかわっていると思われる。
ところが、戦後の一九四六年一〇月になってGHQにより、それまでわが国で普通に行なわれていた大麻草栽培の全面禁止が命じられた。しかしながら、わが国においては、大麻草はその繊維が当時、下駄の鼻緒や漁網などの製造原料として不可欠のものであったので、GHQとの再三の交渉の結果、大麻栽培の全面禁止令は解除されることになり、厚生、農林省令をもって「大麻栽培取締規則」を制定し、一九四八年に至って、「大麻取締法」が制定された。大麻取締法の第一条は次の通りであり、この法律の趣旨がうかがえる。

第一条　この法律で「大麻」とは、大麻草（カンナビス・サティバ・エル）及びその製品をいう。ただし、大麻草の成熟した茎及びその製品（樹脂を除く。）並びに大麻草の種子及びその製品を除く。

この法律の第三条により、大麻は「大麻取扱者でなければ大麻を所持し、栽培し、譲り受け、譲り渡し、又は研究のため使用してはならない」ことになっている。また、この法律において「大麻取扱者」とは、大麻栽培者および大麻研究者をいう。

なお、大麻は「大麻取締法」によって規制されるのに対して、大麻の主成分であるＴＨＣを含むＴＨＣ関連の化合物六種（そのうち、ＴＨＣなど三種は大麻にも存在する）は「麻薬及び向精神薬取締法」の別表第一第七十五号の規定に基づき「麻薬」に指定されている。

このように、大麻由来の化学成分の方は「大麻取締法」とは別に「麻薬及び向精神薬取締法」の規制対象となっていることにより、大麻に関する法規制が複雑化されている感はぬぐえない。しかし、逆に、このことによって、大麻の主成分のＴＨＣが確実に「麻薬」として取り締まられることが明らかになり、法律的には、ＴＨＣおよび関連化合物の立場が明確になったともいえる。当然ながら、化学合成されたＴＨＣも、大麻から単離されたＴＨＣも化合物としては全く同一のものである。

なお、「麻薬及び向精神薬取締法」の第二条第二十四項には麻薬中毒を定義する次の文言がある。

二十四　麻薬中毒　麻薬、大麻又はあへんの慢性中毒をいう。

これによれば、大麻の慢性中毒も麻薬中毒ということになる。

一方、二〇〇四年頃から欧州を中心に“Spice”という名称の商品が芳香剤として販売されてきた。この商品を喫煙すると、大麻のような作用があらわれるということから、若者の間で人気を博したが、このものからは、その後、合成カンナビノイド（THC類似の活性を示す化学合成された化合物）であるCP47,497やJWH-018などが検出された。さらには、これらの化合物の類似物質がいわゆる「脱法ドラッグ」として出現し、問題となっている（辻川健治、二〇一〇）。

大麻容認論の出現

一九六一年の国際条約（麻薬単一条約）において、大麻は阿片やヘロインなどと同じ扱いとなった。すなわち、国際的には、大麻はいわば麻薬の一種として、法律で規制されるべき対象となった。しかしながら、一部の国、たとえばオランダでは、ドラッグをソフトドラッグとハードドラッグとに分け、大麻をソフトドラッグと定義して、許可を受けた店舗で販売している。こうすることにより、犯罪組織の収入源を断ち、ソフトドラッグ使用者と、ハードドラッグも扱う密売人との接触も断つことが出来るという。一方、法律上の取り決めがどのようになっているのかは不明であるが、事実上、大麻の摂取が黙認されているように思える国もある。

大麻は、いわゆる他の麻薬や覚せい剤などと比較してその害毒性が小さく、容認すべきであるという意見もあるようだ。そのような意見を持つ人たちは、大麻には禁断症状もなく、人の性格を暴力的に変えることもないというのである。

また、大麻はアルコールのように身体的依存性がなく、そして、タバコよりも精神的依存性も身体的依存性も低いという観点から、大麻容認論を展開している人たちもいる。

一方、わが国において大麻容認論を唱える人の中には、わが国に産する大麻はTHC含量が低いので、その栽培を制限する必要はなく、また、その栽培や所持は犯罪とすべきではないという説がある。すなわち、この人たちは「大麻に含まれるTHCは規制されるべきであるが、THCをほとんど含まないわが国の大麻の不法栽培を規制するのは間違っている」という意見である。たとえば、「THCを含むのはインド大麻であって、THCを含まない日本古来の大麻までも不法栽培したことをあたかも重大犯罪を犯したかのごとく取り締まるのはいかがなものか」といった主旨（武田邦彦、二〇〇九年）の意見もある。ただし、このような意見を呈する方でもTHCに何らかの不都合な作用のあることは認めておられるようである。この際、再確認しておきたいことがある。すなわち、現在、わが国で一般に合法的に栽培されている大麻は確かにTHC産生の少ない品種であるが、栽培条件を変えたり継代を続けることによってそのTHC産生が上がる可能性は大いにあるという点である。

大麻容認論をどう考えるか

ここで、大麻容認論についての筆者の現時点での考えを述べさせていただく。

まず、すでに述べたように、THCにはヒトに対し、幻覚作用などの社会生活を営む上で何らかの不都合な作用のあることは確かである。また、動物実験ではムリサイドという異常行動を引き起こすこともすでに述べたとおりである。この件に関連しては、ハシッシュが「暗殺」の語源になったことや、他の乱用薬物とは異なり、大麻についてはとくにマリファナパーティが存在するように、服用に際して、雰囲気が大切なようであることも述べた。どうやら、動物でもヒトでも、大麻は服用する際の雰囲気によって、THC服用における作用発現の形態が異なる可能性のあることは明らかなようである。以上の事柄を大麻容認か禁止かの判断の前提とすることには異論がないと思う。

一方、これも事実として確認しておかなければならないことがある。それは、現在の植物学における見解では、大麻の基原植物は一属一種であり、それは、アサ（カンナビス・サティーバ・エル）に限るということである。そして、このことは、以前にはインド大麻と称されていた大麻も、わが国で古くから栽培され、THC含量が少ないといわれる大麻も、植物学的には全く同一のカンナビス・サティーバ・エルであるということである。これは逆に言えば、ＴＨＣは植物学的に一属一種であるカンナビス・サティーバ・エルの成分であるということである。すなわち、大麻の他にインド大麻という別の種があるわけではなく、大麻はアサ一種だけなのであって、わが国で栽培されているＴＨＣ含量のごく少ない大麻であろうとも、継代したり、栽培環境を変えたりすれば充分なＴＨＣを生産しうる可能性は高いということになる。

以上のことから、もしも、わが国で一般に許可を得て栽培されている大麻を、ＴＨＣ含量の高いといわれるいわゆるインド大麻とは区別して、栽培や所持を一般に認めるということになれば、「同じ物を区別する」という、妙なことをしなければならないという矛盾におちいる。これは、ケシが許可なく栽培できないのに対し、オニゲシやヒナゲシなどが何の許可も必要とせずに栽培できる事情とは根本的に異なる。ケシに対して、オニゲシやヒナゲシは別の種であり、オニゲシやヒナゲシはいくら継代しても栽培条件を変えてもモルヒネやテバインなどの麻薬成分を産生することはない。

もとより、不法に大麻を栽培している者が、わざわざＴＨＣ含量の少ない大麻を選んで栽培するとは思えない。また、ＴＨＣ含量が限りなくゼロに近い大麻をあえて手に入れて吸飲しようとする者もいるまい。確かにやっかいではあろうが、繊維や種子を収穫する目的であれば、正式の手続きを踏めば、大麻そのものの栽培は可能なのである。もちろん私たちが麻混の繊維のシャツを着用したり、麻の実が入っている七味唐辛子を購入したり使用したりしても処罰されることはない。

つまり、わが国で栽培している大麻はTHCを含まないとか、あるいはTHC含量がごく少ないなどといかに強調しようが、THCに不都合な作用が認められる以上、いかなる大麻も「大麻取締法」の規制対象にせざるを得ないということになる。

もちろん、私は、わが国に、かつては、紅花や藍（あるいは木綿と藍）とともに三草のひとつとされた大麻を基とした種々の文化のあることを否定するものではない。伝統文化を守ることは大賛成である。また、わが国では長い大麻の栽培の歴史があるが、それにもかかわらず、大麻を吸飲する習慣がなかったことを否定するものではない。しかし、大変に不幸なことであるが、戦後、大麻吸飲という文化がわが国にはいってしまった。そして、大麻成分のTHCには明らかな幻覚作用があることもわかった。

再三述べているように、大麻は一属一種であって、わが国で古来から栽培されてきたTHC含量が少ないという大麻もTHC含量の高いいわゆるインド大麻も、植物学には同一の種であると結論されている。もし、THCに幻覚作用などの不都合な作用はないことか、あるいは、わが国で合法的に栽培されている大麻がインド大麻とは別の種でTHCを全く産生しないということのいずれかが、科学的に証明されない限り、大麻は法の適用を受けるといわざるを得まい。

少なくとも、この章を読んでいただいた読者には、麻薬や覚せい剤摂取と同様に、大麻吸煙にひそむ危険性を理解し、なぜ、規制されるべきなのかはわかっていただけたと信じる。

インドの一部では今でも大麻吸飲がごく普通に行なわれているという。一九九四年二月にインドで開催された国際学会での招待講演のために旅行した帰途、ニューデリーの国際空港で一人の日本人旅行者に出会った。彼はインドの小物をトランク一杯買い入れて日本で販売することを生業としているらしい。もしかしたら、私のような品行方正そうな(?)相手を探し出し、出国ゲートを通過するのに有利なように一緒の旅を装いたかったのであろうか。向こうから話しかけてきた。空港の売店で買ってくれたジュースをごちそうになりながら、話を聞いたところによれば、彼はインド国内をあちこち旅行してきたが、薬物ですっかりジャンキーとなっていた日本人に遭遇し、助けもしたという。インドにおける大麻に始まる様々な薬物の体験を描いたような本（真中史雄、一九八九年）もあるが、この本の著者自身も「注意しておかねばならないことがある。それは、ドラッグを甘くみたらひどい目に会うということだ。ドラッグは人間を簡単に狂わせたり、殺せるだけの底知れぬパワーを有している」（同書、二八一頁）と述べている。

他の薬物への入り口論

大麻の依存性は酒やタバコよりもひどくないのに、なぜ取り締まりの対象となっているのかという意見がある。一方、酒を飲むことによって起きた犯罪がたくさんあることもたしかである。

しかし、摂取を続けていれば、明らかに社会秩序に大きな影響をおよぼすような薬物への嗜好を個人の意志によってとどめることが出来ないとすれば、そこには、秩序を守る目的で法律が介在せざるを得ないといえないだろうか。ときには、アルコールやニコチンの精神的依存性や身体的依存性は大麻よりも始末が悪くみえる。そして、いわゆる酒癖の悪い人の飲酒は他人に迷惑がかかるどころか危険な場合すらもある。しかし、大麻はアルコールやニコチンとは異なり、少なくとも、ヒトに対し、LSDなどと同様に、幻覚作用などの特有の精神異常を引きおこすことは事実なのである。

また、最近の大麻使用者においては、大麻とともに、催眠剤、鎮痛剤、シンナー、コカインなどを同時または交互に使用する複合乱用者が多いことも心配されている。そして、大麻が他の乱用薬物摂取への門口（ゲートウェイ・ドラッグ）になるともいわれている。これは大麻に他の乱用薬物摂取に導くような作用のあるということよりも、大麻の密売流通ルートに関係を持つと、他の乱用薬物の流通ルートにも結びつくような危険性があると考えてもよろしいかと思う。

実際に、アンケート調査によれば（法務省法務総合研究所編、二〇〇九年、二七五頁）、覚せい剤取締法によって有罪となり、収監された人たちのうち大麻の使用経験者はかなり多く、男子六六・三％、女子七七・二％にのぼるという。

よく、街の中の落書きや万引きなどが重大犯罪の入り口となっているといわれる。また、「嘘つきは泥棒の始まり」ともいわれる。大麻そのものの害はもとより、段々と他の薬物、たとえば覚せい剤やコカインを使うようになるという意見、すなわち、大麻がゲートウェイ・ドラッグとなっているといわれることにも、素直に危険性を感じた方がいいのではなかろうか。

大麻教育

大麻吸飲の恐さを知らない一般の人が多いという。小中学生ならなおさらであろう。

薬剤師を養成する薬学部の教育年限が六年制になったことで、病院や薬局における実務実習教育も課されることになった。そこで、薬学教育の中に、薬学部の五年生あるいは六年生時点での実務実習のひとつとして、小中学生に対して、大麻を含む乱用薬物の恐さを講義させることを課してはいかがであろうか。

大麻のような向精神作用を有するものの教育は、薬物の起源や化学構造・化学的性質はもとより、薬物の望ましい効果も不都合な作用についても心得ている薬剤師が担うのが最適任である。幸いにも、わが国では、各小中学校、高等学校には学校薬剤師が任命されている。普段のこのような教育は学校薬剤師の役割であると思うが、残念ながら、現在のところ、この活動をやるシステムが今の日本にはないようである。しかし、将来はこのような活動が本格的に導入される必要もあるだろう。

薬学生は将来、薬学の分野から国民の健康を守る立場となるプロフェッショナルである薬剤師となっていく人材である。その中には、やがて学校薬剤師に任命される方もいることだろう。だからこそ、すべての薬学生に、実務教育の一環として、小中高校のいずれかで、大麻を含む乱用薬物についての講義をすることを課したら有益と思うのである。大麻や他の乱用薬物についての正確な情報を小中高生にしっかりと伝えておくことは大切だ。このことにより、児童・生徒は乱用薬物の恐さを知ることになり、薬学生の方も薬物についての学習意識も高まろう。さらに児童・生徒の側は、薬剤師の卵の話を聞くことで、薬学や薬剤師への新たな認識も生まれると思う。

第6章　メスカリン他の麻薬と関連薬物

これまでの章においては、天然物由来の麻薬および関連薬物の中でもとくに乱用薬物として世界的に名を馳せた阿片・モルヒネ・ヘロイン、コカイン、LSD、覚せい剤、大麻などについて述べてきた。

この章では、メスカリンなど、これまでに述べた薬物以外の天然物由来の麻薬および関連薬物について述べていく。この章で取り上げる薬物の中には、その使用が、今でも、ある地域に限定されているものもある。これは、おそらく、その活性発現量と危険量が他の薬物と極めて近似していたり、強い吐き気その他の不快な症状がある上に、作用にさほどの魅力（？）がないためにそれほど広まらなかったものなのであろうか。しかし、これらの中には民俗学的に非常に興味が持たれるものもあるので、そのような観点からもながめてみたい。さらに、わが国では、幻覚物質を含む植物を誤って食べてしまう事件もおきている。このことについてもふれる。

一方、麻薬ではないが、私たちに最も身近な依存性薬物ともいえる酒とタバコについてもふれておく。この章に述べられている活性成分は酒に含まれるエチルアルコールと最後にふれるカワカワの成分の他は、アルカロイド類に属する。

ペヨーテとメスカリン

サボテン科のペヨーテはメキシコおよびアメリカ合衆国南部の砂漠に自生する植物である。このサボテンは日本においても観賞用に栽培され、サボテン愛好家の間では烏羽玉《うばたま》と称される。このサボテンからは幻覚作用のあるアルカロイドであるメスカリンが単離されている。

メスカリンの名は、このサボテンがメスカルボタン（Mescal Buttons）と呼称されていたことに由来する。メスカリンには幻覚作用のあることが知られているが、その活性発現濃度は中毒量に近いという。また、吐き気などの副作用も強いらしい。

メスカリンは、L-チロシンを起源とし、L-ドーパ（L-DOPA）を前駆体として生合成される。メスカリン生合成の前駆物質からも類推できるように、メスカリンは私たちの体内に存在するL-ドーパや、アドレナリン、ノルアドレナリンなどの、神経伝達物質あるいは、生体アミンと称される一群のアルカロイド類にその化学構造が類似している。

テオナナカトルとサイロシビン

幻覚作用を有する成分を含むサイロシベ属に属するきのこは、北米大陸中央部、中米、南米大陸北部、そしてヨーロッパなどに分布している。しかし、このきのこを幻覚剤として用いているという報告があるのは、メキシコおよびグアテマラに限られるようである。これらの地域では、このきのこをテオナナカトル（teonanacatl、神の肉）と称して宗教儀式に用いている。シュルテス（一九一五〜二〇〇一）とホフマン（LSDの発見者／前出）によって著わされた"*PLANTS OF THE GODS*"（一九七九年）には、サイロシベ属のきのこの図が7種類あげられているが（同書、一四四〜一四五頁）、そのなかでもっとも知られているものはサイロシベ・メキシカーナであろう。

マヤ文明期の現グアテマラやメキシコ南部、エルサルバドル地域の出土物として奇妙な石づくりのきのこの人形がたくさんあり、はじめはこれらの意味するものがわからなかった。しかしその後、このきのここそ、この地域で宗教儀式にもちいられてきたサイロシベ属のきのこであることがわかり、その使用の歴史の長いことが明らかにされた（図6-1）。

サイロシベ属のきのこの幻覚作用を呈する主成分としてはサイロシビン、そして、微量成分としてサイロシンが得られている。サイロシビンはサイロシン分子中の水酸基がリン

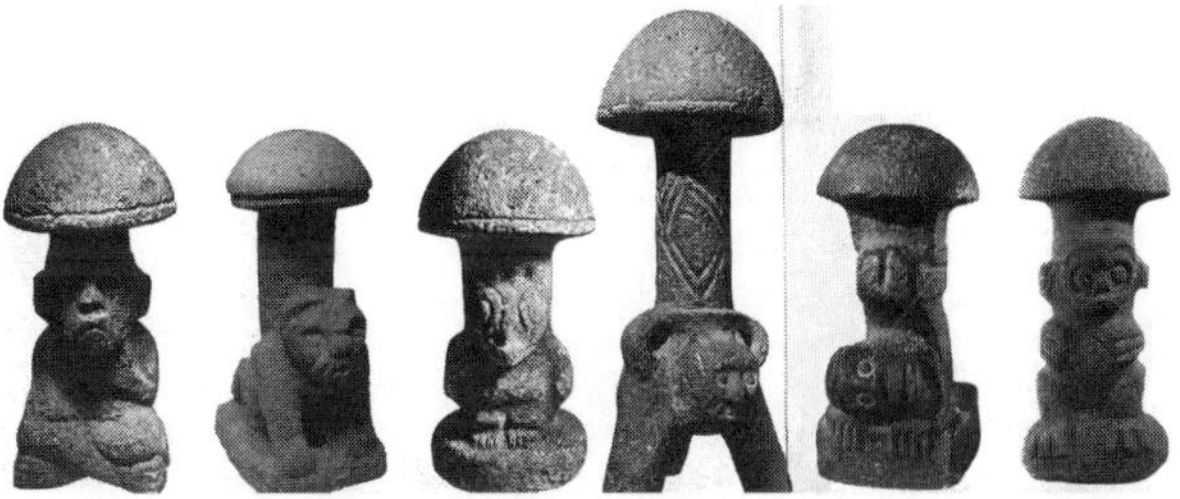

図6－1　テオナナカトル人形（Schultes and Hofmann, *PLANTS OF THE GODS*, p.148より）

酸のエステルとなった形をしており、サイロシビン、サイロシンのいずれもその化学構造は、脳内伝達物質として重要なアルカロイドであるセロトニンに類似している。

　サイロシビンやサイロシンが含まれているきのこはわが国にもあり、これらの幻覚成分が含まれるきのこはマジックマッシュルームと総称されて、とくにインターネットによる売買がさかんに行なわれた時期があった。しかし、一九九〇年になって、これらのきのこは「麻薬及び向精神薬取締法」によって麻薬原料植物として取り締まりの対象となって今日にいたる。

　マジックマッシュルームを使用した後、長期間にわたって中枢神経系の異常など、不快な症状に悩まされている例もあるという。やはりこれらは危険なきのこであり、含まれている幻覚物質は危険な化合物であるとみなすべきであろう。

ヨポとセビル

南米ではヨポという幻覚作用をもたらす薬物が使われてきた。ヨポは南米の熱帯・西インド諸島に自生するマメ科のアナデナンテラ・ペレグリナの種子から調製される。

ヨポの幻覚作用主成分は、アルカロイドのジメチルトリプタミン（DMT）や、DMTと化学構造が類似している5-ヒドロキシDMTである。後者はブフォテニンともいい、後述するが、ヒキガエルの皮膚分泌物からも得られている。

ヨポの投与は二人一組となり、そのうちの一人が薬物を植物の茎で作った長い管で相手の鼻孔へ激しく吹き込む。このようにして、DMTや5-ヒドロキシDMTを含む薬物であるヨポを服用させられた方は、五〜一〇分の間に強烈な幻視体験をするが、その時間は短く、三〇分後にはさめてしまうという。

DMTや5-ヒドロキシDMTの化学構造は、私たちの脳内伝達物質として存在するセロトニンによく似ている。DMTや5-ヒドロキシDMTの化学構造は比較的簡単であるゆえに、化学合成もされ、地下に大量に出回ったことがある。これらのアルカロイドは耐性をも生じる危険な幻覚剤である。

一方、南米アルゼンチン北西部に自生するヨポの基原植物と同じ属のアナデナンテラ・コルブリナの種子はセビルと称され、その種子の主成分として5-ヒドロキシDMTが得られている。この種子はアンデス山脈の南部地方の先住民によって四五〇〇年にわたって幻覚剤として使われているという。セビルの強い幻覚作用はおよそ二〇分間続くが、その幻覚の多くが単に白黒で、めったに色はつかないという。

アマゾンの魔法の飲み物

W・バロウズおよびA・ギンズバーグによる『麻薬書簡』（二〇〇七年）にはヤーへという麻薬が中心に述べられている。すなわち、この本によれば、バロウズ（一九一四〜九七）はヤーへと呼ばれる麻薬を求めて南米に向かう。結局、ヤーへとは、アヤワスカと称されるものと同じものであることがわかった。

アヤワスカについてはシュルテスとホフマンによる"*PLANTS OF THE GODS*"（前出）に南アメリカ最北西部の魔法の陶酔薬として紹介されている。実は、一九五三年、バロウズは、調査旅行中のシュルテスにコロンビアで出会っている。当時、シュルテスは一二年がかりの北西アマゾン地域のフィールドワークをまとめているところだった。たまたま、バロウズもシュルテスもハーバード大卒であり、その親近感のためかバロウズは一時期シュルテスに同道したようだ。しかし、薬物や化学については全くの素人であったバロウズは次第にシュルテスらには相手にされなくなったらしい。そして、やがて、別行動となった。ただ、シュルテスらは、バロウズがヤーヘ（アヤワスカ）を自ら試してみるというような無謀さを持っていることには興味を示したようである。

シュルテス自身はバロウズが一時期同道したことを記してないが、当時、シュルテスに同行し、カカオ探検のメンバーでさび病の研究をしていたイギリスのポール・ホリディの日記にバロウズについての記録がある。前記の『麻薬書簡』の編者であるオリヴァー・ハリスは、同書の末尾の解説に、ポール・ホリディによる一九五三年三月一九日の日記を引用している（同書、二〇〇頁）。これは、バロウズがヤーヘを試した後、回復するまでの模様である。

五三年三月一九日　バロウズがヤーヘ飲みからほぼ全快。老インガノ・インディアンがワイングラス一杯分を飲ませた（野生植物からの二種類のアルカロイドの混合物）。そして一五分以内にかれはむちゃくちゃになった。数分ごとにすさまじい嘔吐、脚はほとんど力が入らず手はまったく動かず、まっすぐ歩けず、平常なら決して夢にも思わないことを平気でやってしまいかねない。（中略）かなりひどい一夜を過ごしたあとで、今朝七時にホテル（モコアのアメリカホテル）に戻ってきた。

アヤワスカはアマゾンの魔法の飲み物とされ、アヤワスカという呼び名の他に、カーピ、ダパ、ミヒ、カヒ、ナテマ、ピンデ、イェージといった多くの土着名を持つ。このうち、イェージはYegeと綴り、おそらく、前出のヤーへという呼称はここからきたと思われる。アヤワスカを摂取すると、たいてい吐き気やめまい、嘔吐を引き起こし、しかる後に、幸福感におちいるか攻撃的になるかのどちらかであるという。

アヤワスカの正体

さて、アヤワスカの正体であるが、その基原植物はキントラノオ科のバニステリオプシス属植物など複数の植物であるという。前出の"*PLANTS OF THE GODS*"改訂版の邦訳書『図説快楽植物大全』（シュルテス、ホフマン、レッチュ、鈴木立子訳、二〇〇七年）にはアヤワスカについて二八種の基原植物が記載されている（同書、一二四頁）。アヤワスカには多くの種類があり、その中には、作用が強力で、慎重に摂取されなければ死をもたらすといわれるものもあるという。ただし、アヤワスカの謎の多くが未解決のままであり、シュルテスは文化の変容が進んで集落全体が絶滅してしまうようなことがあれば、このような幻覚剤についてのさらなる知見は永遠に知ることが出来なくなる懸念があるとしている。

アヤワスカを飲むとテレパシー能力が出るということから、その原料植物のひとつから得られたアルカロイドは当初テレパチンと命名された。しかし、テレパチンはその後、既に知られていたアルカロイドの一種であるハルミンと同定された。ハルミンとは次項に述べるシリアン・ルーの種子（ハルマラ子《し》）から最初に単離されたアルカロイドの一種である。

ハルミンやその近縁（化学構造が似ている）アルカロイドであるハルマリンは、いずれも幻覚作用を有するとともに、驚くべきことに、先に述べたアヤワスカとヨポに共通に含まれる成分であるDMTや5-ヒドロキシDMTを人体内で分解するモノアミンオキシダーゼ（MAO）という酵素を阻害する活性を有している。

ヨポの項で述べたが、DMTや5-ヒドロキシDMTには強い幻覚作用があるものの、人体内でMAOによって分解されやすくその作用時間は極く短い。しかし、MAO阻害剤であるハルミンやハルマリンは結果としてDMTや5-ヒドロキシDMTの分解を阻害するので、両植物を同時に服用するとDMTや5-ヒドロキシDMTの幻覚作用が長く続くことになる。すなわち、極めて興味深いのは、ヨポの場合には、DMTや5-ヒドロキシDMTを含む植物を単独で服用するのに対して、アヤワスカの場合には、これに加えて、MAO阻害剤であるハルミンやハルマリンを含む植物を同時に服用して、幻覚物質の作用時間を長くしているところである。アヤワスカを使用してきた人たちは、どうやって、このような絶妙な植物の組み合わせを見いだすに至ったのであろうか。

　なお、先に少しふれたが、ガマ毒には、心臓に作用する強心性ステロイド系化合物の他、ブフォテニンと称される幻覚性アルカロイドも含まれている。このブフォテニンこそDMTの近縁物質としてすでに述べてきた5-ヒドロキシDMTの別名である。中国宋代の小説から作りだされた人物という自来也（児雷也とも）は「蝦蟇《がま》の妖術」を使うという。自来也が幻覚性アルカロイドを含む毒を分泌するガマの背中に乗っていることには大いに興味がそそられる。このことは何かを意味しているのだろうか。

シリアン・ルーとソーマ

　紀元前一五〇〇～前五〇〇年ころにつくられたと考えられているインドの『リグ・ヴェーダ』の中で、ソーマという興奮性の飲料が繰り返し賛美されている。しかし、それにもかかわらず、この正体が何であるかははっきりとはわからないまま今日に至っている。

　これまでの記述を検証すると、ソーマは垂れ下がった枝や多肉質の茎を持っており、赤味がかっているなどと、様々に記載されている。そして、その茎をしぼると「芳香性をもつ酒」が得られ、この酒が興奮を与え、催淫性もあるという。ソーマは大変に神聖な飲料であるとされた。

このソーマの原料について、一部では大麻であるという説もあるが、一方、ソーマは前項でもふれたシリアン・ルーのことではないかという説もある（シュルテス、ホフマン、レッチュ、鈴木立子訳、二〇〇七年、五二頁）。シリアン・ルーとは、アジア西部からインド北部、モンゴル、中国東北部の砂漠地帯に自生するハマビシ科のペガヌム・ハルマラのことである。この植物の種子（ハルマラ子）からは前出のハルミンやハルマリンなどの幻覚性アルカロイドが単離されている。

美眼法と毒薬

ヨーロッパに産するナス科のベラドンナ（*Atropa belladonna*）の葉や根の調製品は、それぞれベラドンナ葉およびベラドンナ根と称され、エキス剤あるいはアトロピン硫酸塩などの製造原料として薬用に供される。ベラドンナには、アルカロイドのヒヨスチアミンやスコポラミンなどが含まれる。なお、ベラドンナとは「美しい（bella）貴婦人（donna）」という意味である。それは、むかしイタリアの婦人たちが、美眼法の一種として、この植物の抽出物を希釈したものを点眼して瞳孔を拡大させたためというが、失明の可能性もともなう、大変危険な美容法である。

アトロピンは、もともとは植物に含まれているときには負の旋光性（左旋性）を示すヒヨスチアミンと称されているアルカロイドとして存在するが、抽出操作の過程で化学構造の一部に変化が起こり、旋光性を失ったアトロピンに変化する。そのため、ヒヨスチアミンを含む植物はアトロピンの製造原料となるのである。アトロピンはアトロピン硫酸塩水和物として胃腸薬に配合されるなどして医療に応用されている。また、アトロピンは化学兵器の一種であるサリンの解毒薬としても応用される。

前出のベラドンナ以外のアトロピン系アルカロイド含有植物にはいずれもナス科に属する次のような植物がある。

・ヒヨス：ヨーロッパ原産の植物で、わが国の各地で栽培または半野生化している。葉に、主としてヒヨスチアミンを含むことから、アトロピン硫酸塩の製造原料とされる。

・チョウセンアサガオ：熱帯アジア原産で、別名をマンダラゲ（曼陀羅華）ともいう。チョウセンアサガオの葉の方には主としてヒヨスチアミンを含むのに対し、種子には主としてスコポラミンを含む。そのため、とくに、その種子はスコポラミン臭化水素酸塩の製造原料とする。

・ヨウシュチョウセンアサガオおよびシロバナヨウシュチョウセンアサガオ：いずれも

アメリカ大陸原産の植物で、チョウセンアサガオと同じ属の植物であり、わが国にも帰化し各地に自生している。これらの植物の葉をダツラ葉またはマンダラ葉と称するが、主成分としてヒヨスチアミンを含むことから、アトロピン硫酸塩の製造原料とする。

・ハシリドコロ：わが国に自生している植物で、ヒヨスチアミンやスコポラミンが含まれる。この植物の根茎および根をロート根と称する。ロート根のエキスは、鎮痛・鎮痙あるいは消化液分泌抑制薬として用いられる。

アトロピンおよびスコポラミンの作用

アトロピンやスコポラミンは、代表的な副交感神経抑制薬である。その作用機序は、神経の終末において、本来の神経伝達物質であるアセチルコリンの代わりに入り込み、支配器官側の受容体にアセチルコリンが結合して作用するのを妨害するためと考えられる。すなわち、副交感神経節後線維の奏効器との接合部において、アセチルコリンの作用と競合的拮抗作用を示す。

アトロピンの代表的な作用として、副交感神経支配下の瞳孔括約筋を弛緩させ、瞳孔を開く効果がある。このため、眼科領域で応用されることになった。スコポラミンの副交感神経抑制作用はアトロピンに似ているが、散瞳作用はより強いとされる。

アトロピンは、治療量(一ミリグラム)ではほとんど中枢作用を示さないが、大量では大脳、なかでも運動野の興奮をきたし、精神発揚、幻覚、錯乱、狂躁状態を引き起こす。チョウセンアサガオの別名をキチガイナスビと称することがあることや、ハシリドコロという名称が、この植物を口にした人が走り回るところからきていることは、アトロピン系アルカロイド中毒の症状を物語るものである。

なお、アトロピンの化学構造の基本的な骨格の部分は先に述べたコカインと同じであることも指摘しておく。

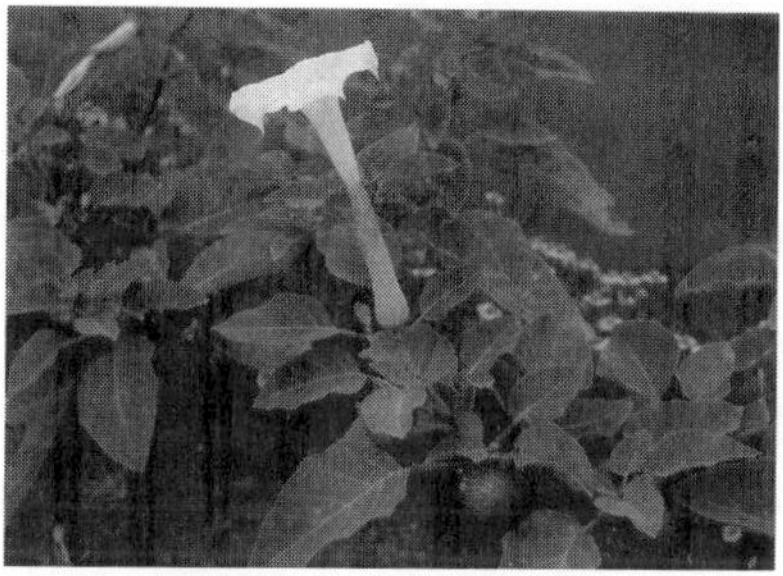

図6－2　チョウセンアサガオ(2000年10月、青森市戸山団地にて)

チョウセンアサガオやハシリドコロによる中毒事件

わが国ではチョウセンアサガオやハシリドコロには法的な規制がないが、これらの植物の誤飲による中毒事件が多くおこっている。

たとえば、一九七二年(昭和四七年)には群馬県沼田市において、チョウセンアサガオの根をゴボウと誤認し、金平牛蒡《きんぴらごぼう》様に調理したもので計八人が中毒する事件がおきている。この事件においては、市内に住むある家庭の主婦がろれつがまわらなくなり、うわごとを言い、血圧が高くなって歩けなくなった。そこで呼ばれた開業医は脳出血と診断した。集まった親戚の人たちが、その主婦を入院させたのち、奥さんが調理していた金平牛蒡様のものを食べたところ、一〇～三〇分くらいのうちに次々に中毒症状が出たという。結局、当初の脳出血というのは誤診であり、奥さんも親戚の人たちもチョウセンアサガオの根に含まれるアトロピン系アルカロイドによる中毒におちいったのであった。このときの中毒者はだいたい一昼夜で徐々に回復に向かったとのことであるが、アトロピン系アルカロイドの中毒者は記憶障害が特徴であり、この一件でも中毒者は中毒を経験したことも覚えていなかったという(田所作太郎、一九九八年a、一一頁)。

また、一九七七年には岩手県の高校生一五人がチョウセンアサガオの種子を食べ、興奮、せん妄、痙攣、健忘などの中毒症状をおこして入院するという事件がおきた。高校生たちは、四八時間後には全員退院したという。さらに、一九八四年には東京の主婦がハシリドコロの芽をフキノトウと間違えて採取して調理し、七人が中毒する事件もおきている。

先に、アトロピン系アルカロイドが得られる植物として、いずれもナス科の、ベラドンナ、チョウセンアサガオ、シロバナヨウシュチョウセンアサガオ、ヒヨス、ハシリドコロの名をあげたが、その他、やはりナス科の植物で、ヨーロッパに産するマンドラゴラ属植物のマンドレークにもアトロピン系アルカロイドが含まれていることが知られている。アトロピン系アルカロイドには、すでに述べてきたように、特徴的な脳に対する作用もあり、また、その奇怪な外観のためだろうか、マンドレークは、ジャンヌ・ダルク（一四一二～三一）の裁判において彼女の活躍との関係を結びつけられたり、その後の魔女伝説と結びつけられたりするようになった。

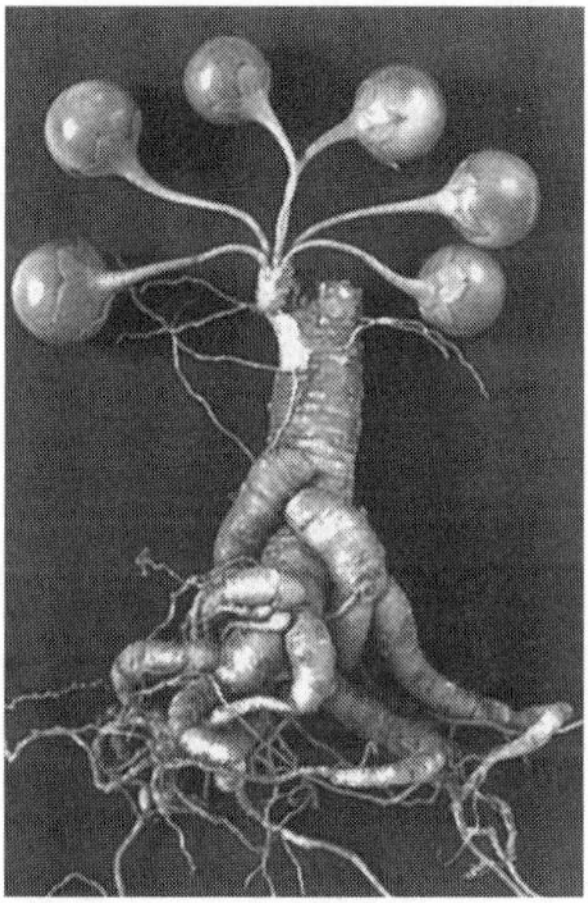

図6－3　マンドラゴラ（西村佑子、『魔女の薬草箱』、100頁より）

華岡青洲と曼陀羅華

華岡青洲《はなおかせいしゅう》（一七六〇～一八三五）は京都に遊学後、一七八五年に郷里の紀伊（現在の和歌山県）で医業を開業した。それ以来二〇年にわたって薬用植物の採集と動物実験を続ける。実は、華岡は、後漢の末ころに活躍した華陀《かだ》（華佗とも、一四一？～二〇三？）の創製したという麻沸散《まふつさん》のような全身麻酔薬を作って、外科手術に応用しようと考えていたのである。その後、麻沸散の処方は不明となっていたが、一説によれば、大麻を配剤したともいわれる。この薬の伝説に触発された華岡は全身麻酔薬を創生しようとしたのであった。

度重なる動物実験を経て、調合した薬にある程度の確信を持ったので、華岡は妻の加恵、そして、実母の於継《おつぎ》に対して人体実験を行ない、全身麻酔薬「通仙散」を完成した。この麻酔薬は、毒草として知られていた前出のチョウセンアサガオ（曼陀羅華、マンダラゲ）を主成分とするものであった。結局、この薬の副作用により、加恵は失明し、於継は命を失ってしまう。

現代であったら大問題になったであろうこの痛ましい人体実験のはてに、彼は、一八〇四年（文化元年）に通仙散を用いての世界で初めての全身麻酔薬を用いた外科手術、すなわち乳岩（乳癌）の摘出術に成功した。このいきさつは、有吉佐和子（一九三一〜八四）による『華岡青洲の妻』（新潮文庫）に小説としてよくまとめられている。ちなみに、笑気ガス（一八四四年）やエーテル（一八四六年）、クロロホルム（一八四七年）を使用した全身麻酔が欧米で開発されるのはその半世紀近くも後のことである。

通仙散には猛毒の草烏頭《そううず》（トリカブト属植物の塊根）も配合されていたが、主薬となったのはチョウセンアサガオであり、華岡青洲はこのチョウセンアサガオの添加量の調整に腐心したという。

麻薬とタバコ

タバコの害がいわれて久しくなる。そんな中で、タバコの課税を強化したり、あるいは禁制品にしたらというような議論が登場することになる。タバコの包装には「タバコの有害性のこと」が書いてある。考えてみれば、タバコは不思議な商品である。健康に悪いという表示がありながら、広く販売され、しかも、わが国に大きな税収をもたらしているのである。

二〇一〇年二月二五日、厚労省は公共の場における建物内の全面禁煙を通知した。罰則はなく、あくまでも努力義務というが、つくづく愛煙家には住みにくい世になってきたというべきか。この通知にはお酒を提供するところや温泉旅館などからの反発もあるようだ。

タバコは、ナス科のタバコの葉を乾燥させ（この間に一種の醱酵がおきる）加工したものので、当初、ヨーロッパでは、頭痛、歯痛や疫病に効果があると信じられていた。しかし、現在は、タバコは嗜好品としてのみ用いられている。タバコの葉は大量のニコチンを含み、ニコチンは硫酸ニコチンとして抽出され、農業用殺虫剤とされる。

禁煙を助長するためとして、たとえば、タバコに法外な税金をかけたり、禁制品にしたらどうなるだろうか。この場合、まさに闇の組織の出番となることは想像に難くない。第5章で述べたが、米国で二〇世紀の初めに実施された禁酒法の結果、どんな事態におちいったかを考えてみればそれは容易に推定できる。おそらく、闇のタバコ製造や、海外からのタバコの密輸などが跋扈することであろう。だから、軽々に大きな税金をかけて喫煙をセーブさせようとしてもそれはおそらく難しい。

なぜタバコはやめられないか

喫煙がやめられないのも、実は、タバコに含まれるアルカロイドの一種であるニコチンに対する薬物依存症の一種と考えられる。麻薬とタバコの依存性を比較すると、確かに多くの麻薬と称されるものの依存性は比べものにならないくらい高いといわざるを得ない。しかし、タバコの依存性もけっこう高いことはよく知られているとおりである。もしも、依存性ゆえだけで麻薬が規制されるのであれば、タバコにも同じ規制が必要ということになるといえるほどであろう。

もとよりタバコには、二〇歳までは摂取してはいけないというような規制はある。この点では若干の規制がされていることは確かである。近年は、自動販売機においても成人識別カード（タスポ／ｔａｓｐｏ）が要求されるようになっている。

ニコチンには特異な臭気があり、味は苦い。また、ニコチンは、ヒトにおいては、一～四ミリグラム／キログラムで中毒症状を示し、その場合、強直性のけいれんをおこし、呼吸停止と心臓麻痺によって死亡することがある。紙巻きタバコ一本には約一六～二四ミリグラムのニコチンが含まれているというから、このことは、小児ではタバコ約一本、成人でも約二～四本に含まれるニコチンで命が危ないことを示す。なお、家庭用品をめぐる健康被害報告（厚生省、一九九六年）によれば、子供の誤飲事故中、最も多いのがタバコの誤飲で、全体の半分近くを占めるという。ニコチンは水によく溶けるので、子供が誤って飲んでしまった場合、あわてて水や牛乳を与えてはいけない。タバコからニコチンが溶け出すからである。タバコ由来の健康を害する化合物としてはニコチンの他、発癌作用のあるベンツピレンなども知られている。

タバコの伝来から禁煙運動まで

一四九二年にアメリカ大陸を発見したコロンブス一行は、カリブ海の先住民がヨーロッパ人の知らない植物の薬を乾燥させ、巻いて吸っているのを目撃した。水夫たちは、その植物と使い方を教わり、ヨーロッパへ持ち帰った。そして、一六世紀には、タバコの栽培はヨーロッパ、アフリカ、そしてアジアにまで広がっていたという。

日本にタバコが伝わった年代については、江戸中期の漢方医である寺島良安（生没年未詳）がまとめた『和漢三才図会』（一七一二年頃成立）によれば、天正年間（一五七三〜九二年）とされている。おそらく、スペインかポルトガルの貿易船（南蛮船）によってもたらされたものと思われる。あるいはフィリピンを占領していたスペインがここでタバコを栽培し、このタバコを万能霊薬とでも称して日本に売りつけたとも考えられる。

現代では、公共の交通機関等、禁煙のところが多くなっているが、禁煙令は早くもすでに江戸時代初めの一六〇七年と一六〇八年の再度にわたって発せられている。さらに一六〇九年には江戸城内でタバコを吸うことの禁令が出ているが、このようなたび重なる禁煙令は、むしろそれが有効に働かなかったことを如実に示すものであろう。この時期の禁煙令の最大の原因は火災のおそれからのようである。ただし、タバコの栽培や葉タバコの販売は常に完全には、禁止されていなかった（大熊規矩男、一九六三年）。

従来害のあるものとみなされていたものが、やがて食品や薬として賞用されるようになった例は結構多いが、その逆は意外に少ない。タバコはその稀有な例のひとつといえる。

お酒と人生

お酒を向精神性を有する薬物であるエタノールを含む飲料とみなしたら間違っているだろうか。酒には、日本酒やビール、ウィスキー、ワイン、コニャック、テキーラ、焼酎、泡盛など、きわめて多くの種類があるが、いかなるお酒も、ヒトを酔わせる成分はただ一つ、エチルアルコール(アルコール、エタノール、酒精)である。言うまでもなく、ヒトが酒を求める主な理由は、このアルコールの作用のためである。アルコールは血液‐脳関門を通過して大脳に至って作用する。いわば、アルコールは向精神作用のある薬物の一種であるということができる。この点で、次の章に述べるシンナーなどと似たところもある。

アルコールは向精神作用のある薬物としてこの本で取り扱った化合物の中では、大麻の幻覚主成分であるTHCとともにアルカロイドでないところに特徴がある。

アルコールは依存性のある薬物ということもでき、精神的依存性はおろか、覚せい剤ですら無いか弱いとされる身体的依存性もある。アルコールの作用の出方は種々であることはよく知られており、これはちょうど大麻の吸煙による作用のあらわれ方が様々に異なるのと似ている。アルコールの作用の出方についてはときに酒癖ということがあるが、酒癖にはいろいろとある。怒り上戸や泣き上戸、笑い上戸あたりはたいていの場合、ご愛嬌程度で済む。しかし、あたかも酒の別名「気違い水」を具現するように、酒の上で暴力をふるったり酒乱といわれる状態におちいるような酒癖は困る。

また、現在、酒気を帯びての自動車運転は完全に禁じられており、罰則は極めて厳しくなっている。以前は、「酒の上で」というのは、様々な場で結構許される言い訳であった時代もあった。しかし、昨今は様相が異なってきており、言い訳とはなりにくくなってきた。今後はさらに厳しくなるであろう。そうでなければ、いわば精神状態を変える薬物であるエチルアルコールの摂取が容認されているという現状が変えられる状況がつくられてしまいかねない。もし、自分の「酒癖」についてまわりから顰蹙《ひんしゅく》を買っているようなことを言われたことのある人は、突き放すような言い方で申し訳ないがお酒を慎むことである。これしか方法はない。

世界には、お酒には厳しい文化や宗教もある。たとえばイスラム圏がそうだ。ただし、イスラム圏においてはお酒に厳しいかわりに大麻には寛容である。しかしながら、わが国をはじめ、世界の大部分においては、お酒は文化の一部といってもよい状況にある。わが国の社会におけるアルコールは、その依存性や有害性も考慮に入れた上で、許されるぎりぎりの向精神作用を有する薬物といえようか。

いくらアルコールに精神的依存性のみならず身体的依存性があるといっても、ほとんどの人にとっては、仕事が終わってから飲もうとか、日が沈んでから飲むとかというように、飲酒の欲求をある程度コントロールすることは通常可能である。この点で、麻薬や覚せい剤などのように、いったん、依存におちいると、薬物摂取だけが生活のすべてとなってしまうようなものとは様相が根本的に異なる。いわば、多くの人にとっては、なんとか節度の保てる程度の依存性といえるかもしれない。

一方、世の中には下戸と称される人がいる。アルコールは体内で酵素により酸化され、アセトアルデヒドに変わる。アセトアルデヒドはけっこう毒性の強い有機化合物であり、この化合物の存在が様々な不快な症状（悪酔いや二日酔い）を引き起こす。しかし、アセトアルデヒドは体内でさらに酵素によって酸化されて無害な酢酸となる。世界的に見て、日本や朝鮮半島にはアセトアルデヒドを酢酸に代謝する酵素を先天的に欠いている人が特異的に多いという。これらの人々はアルコール類を摂取すると、アセトアルデヒドが体内にたまってしまうこととなり、わずかの酒でも悪酔いする。これらがいわば真性下戸と呼ばれる人々である。これらの人々にとってはアルコールは毒である。下戸の人に無理強いしてお酒を飲ませるようなことがあってはならない。

檳榔子とカワカワ

この章に述べてきたペヨーテやテオナナカトル、ヨポ、セビル、アヤワスカ、そして、タバコや酒は、現在でも各地でいわば人類の嗜好品としてたしなまれているものである。

これらの中には、現在、麻薬として規制されているものもあることはすでに述べた。

いずれにせよ、人類は、食物や医薬品の他、嗜好品というカテゴリーで楽しむものも求めてきたということであろう。大麻や阿片の吸飲という行動も結局は嗜好品の摂取ということであったと思うが、これらの作用は人類の想像を絶するものであったということになる。そして、人類は、さらに、近代有機化学の発展とともに、ヘロインやLSD、覚せい剤といったものも作り出し、これらの薬物の異様な作用のとりこになるという現象もあらわれた。

この項では、この章でこれまでに述べてきたものの他に嗜好品として使われている檳榔子《びんろうじ》とカワカワについて簡単に紹介しておく。これらは第4章で述べたカートと似たような立場の嗜好品として使われている。

ヤシ科のビンロウは、マレー半島原産の常緑高木で、熱帯地方に広く栽培されている。ビンロウの成熟した種子の乾燥品を、檳榔子と称し、漢方では利尿、緩下、駆虫の目的で用いることがある。また一九世紀以来、ヨーロッパでは条虫駆除薬として用いてきた。東南アジアでは、檳榔子の切片に石灰と阿仙薬《あせんやく》を混ぜ、これをコショウ科のキンマの葉で包んだものを、咀嚼性嗜好品として賞用する風習がある。これを噛むと、口の中が鮮赤色となる。

檳榔子は、アルカロイドの主成分としてアレコリンを含む。アレコリンには、副交感神経興奮作用および中枢抑制作用があり、また、ニコチン様作用も認められる。したがって、眼の瞳孔縮小作用や腺分泌増進作用があり、檳榔子を嚙むときは、汗、唾液、消化液などの分泌が増進する。

前述したように、筆者は一九九四年にインドの北部や西南部のムンバイ近くのアーメダバードを旅行する機会があった。その際、まるで路上のあちこちに赤い花びらが張り付いているようになっている唾を吐いたあとが見られ、また、赤い唾を吐いている人も結構多く見かけた。このように檳榔子を嚙むときは、口にたまった赤い液をあちらこちらにまき散らして印象が良くないためか、現在では、とくに若い世代においては檳榔子を嚙む習慣は少なくなっているという。

ポリネシアの人々は、ここまでに述べてきたいわゆる麻薬に関連する薬物を使った歴史がないようであるが、コショウ科のカヴァを材料としてつくったカワカワを独特の嗜好性飲料としていたことが知られている。この飲料を現地ではヤコナ（ヤンゴーナ）、アバ、カワカワ（カヴァカヴァ）などという。カヴァからカワカワをつくるには、カヴァの根を短く切って乾燥したものを石でたたいて砕き、これを木の鉢に入れ水を加える。でき上がったものは黄土色のどろどろの泥水様の液で、特別の儀式などの際につくられた。カバの根には非アルカロイド性の弱い麻酔性成分を含み、カワカワは酩酊性の飲料となる。

　カヴァやカワカワは現在のところ南太平洋諸島地域やその他の多くの国々で規制されていないが、カヴァの成分を原料として製造されたサプリメント剤による重篤な肝臓障害を含む健康被害が欧米諸国で発生しているという。わが国でも二〇〇二年一一月二八日付で、厚生労働省による販売監視強化の通達が都道府県に出されている。

第7章　合成麻薬・向精神物質・シンナーなど

この章までに述べてきた薬物は高等植物や微生物由来のものであった。しかし、麻薬の中でもとくに乱用薬物として名を馳せた化合物中、モルヒネ由来のヘロイン、リゼルグ酸由来のLSD、エフェドリン由来の覚せい剤などはそれぞれ、植物や微生物由来の化学成分に化学変化を加えた半合成薬物であり、これらについてはすでにそれぞれの章の中で述べてきた。

この章では、全化学合成によって創生された麻薬や向精神物質、そしてシンナーなどについて述べていくことにする。ここで述べる化学合成された薬物は動植物や微生物の生命活動から得られた化合物に加工をした半合成品ではなく、主に石油化学製品を原料として純粋に化学合成されたものである。そのなかには、天然由来の化合物の化学構造を参考にしたものも多い。これらの化学合成薬物は有機合成化学の発達によって初めて誕生したものである。

一八〇七年、当時の化学の大家であるベルセリウス（一七七九〜一八四八）は、生命現象によって作られる化合物を有機化合物と称することを提唱した。そして、有機化合物は生物しか作り出すことが出来ないということを述べた。これを「生気説《せいきせつ》」といった。

これに対して、ヴェーラー（一八〇〇〜八二）は、それまで生命現象でのみ作られるとみなされていた尿素を実験室で化学合成した。すなわち、彼は、明らかに無機化合物であるシアン酸カリウムと硫酸アンモニウムの混合物を加熱することによって、有機化合物である尿素を作り出したのである。それは一八二八年のことであった。

この事実はまさにベルセリウスによる「生気説」の否定であり、この地球上の物質の世界を一変したといっても過言ではない。もしかしたらヴェーラーはこのことがそれ程までにその後の化学の世界を変えるとは思わないままに一生を終えたかもしれない。しかし、この彼の業績は大袈裟ではなく、この地球上の一大事であった。現在では、有機化合物の定義にはその生成に生物の関与がもとめられることは全くなく、有機化合物とは、単に、炭素を骨格とする化合物の総称となっている。

ヴェーラーによる尿素の化学合成以来、今日に至るまで、実に様々な有機化合物が化学合成されることになった。有機化学の運命はすっかり変わり、この世に全く存在しなかった有機化合物も次々と作り出せるようになったのである。

これらの化合物の中には私たちの生活の質の向上に大いに役立っているものも枚挙にいとまがないほど多数ある一方、中には、本来、ヒトに害を加える目的で創生した化合物ではないのに、結果として、私たちの生活の質を落としたり、私たちを生命の危機にさらしたりする原因となっている化合物もある。

ナチスドイツとメサドン

あるいは不穏当・不適当な表現と言われるかもしれないが、これまで、戦争は科学を飛躍的に発展させる機会にもなってきた。ナチスドイツでは、有機リン剤の殺虫剤を研究していた研究者が、その中のある化合物がヒトに対して非常に強い毒性を示すことを知った。このことから、いわゆる神経ガスが誕生する。神経ガスのタブンの誕生である。タブンはその後、ソマンやサリン、さらにはVXガスの開発につながった。一方では、有機リン系の薬物は化学合成殺虫剤としてきわめて有用であり、現在でも大量に使用されている。家庭園芸などでもよく使用されているオルトランもその一種である。

ナチスドイツはまた別の合成薬物を開発した。それがメサドンである（ブライアン・フリーマントル、一九八五年、八七頁）。メサドンはモルヒネの化学構造を参考にして化学合成され、モルヒネと同じような強い鎮痛作用を持つ。そして、メサドンは陶酔感をおこし、連続使用すると依存性をきたすため、麻薬に指定されている。しかし、メサドンはモルヒネやヘロインと比較すると身体的依存性が低いという。そこで、モルヒネやヘロイン依存となった者にメサドンを投与してやり、モルヒネやヘロインによる依存を徐々にメサドンに置き換えていく治療法が考案された。そして、メサドン投与に置換されたら、ついで、メサドンの投与量を減らしていって、いわばメサドン依存から脱却させてモルヒネやヘロイン依存者を救おうという方法である。これを交代療法というが、メサドンに対する依存性も結構あることから、現在、この療法には問題ありとされている。

フェンサイクリジン(PCP)とケタミン

フェンサイクリジン（PCP）は一九五〇年代に静脈注射による麻酔剤として開発された。PCPはその副作用のために現在はヒトに使われることはなく、獣医学領域で使用されている。ところが、PCPには幻覚作用があるために、不法に製造され市中に出回っている。そして、現在、米国では最も問題になっている薬物の一つであるという。PCPの作用は多岐にわたるが、狂暴になったり、自殺願望が出たりすることが多いし、長期間使用した者は記憶を失ったり、話したり考えたりすることが難しくなったり、陰鬱になったりするという。このように、作用は概して良くなく、一度経験した者は再び使用したいとは思わないとのことである。

PCPの粉末状態のものは「エンジェル・ダスト」と称され、大麻に混ぜて吸飲されたり、錠剤として服用されたりする。また、LSDやマジックマッシュルーム由来のサイロシビンなどの増量剤としても使われてきた。スラム街の若年層によく使われ、多くのアシッド・ヘッドをつくってしまったという。

一方、ケタミンは一九六〇年代にPCPに替わる麻酔剤として開発された。しかしながら、まもなくこのものにも幻覚作用や依存性のあることがわかった。この化合物は当初ベトナム戦争に従軍し負傷した兵士たちの治療に使われたが、魂が肉体から抜け出したような不快な臨死体験や恐い幻視体験のような幻覚作用もあるため、その使用がしばしばいやがられたものだそうである。一九六五年にはケタミンの人体への使用が禁止された。

わが国では、PCPやケタミンは「麻薬及び向精神薬取締法」によって麻薬に指定され規制されている。

リタリン

東京都新宿区のあるクリニックから向精神薬のリタリン（メチルフェニデート）の不審な処方箋発行が繰り返されたことから、東京都と新宿保健所によって医療法違反（不適切な医療の提供）の疑いで立ち入り検査されるという事態が起きた。医師の裁量が幅広く認められている医薬品の「処方権」に踏み込んで検査を行なうのは極めて異例という（毎日新聞、二〇〇七年九月一八日)。

もともと、リタリンの適応症はナルコレプシー(睡眠障害の一種)や、難治性・遷延性うつ病の一部に限られていた。この事例では、その異様なリタリンの処方が処方箋を持ちこまれた薬局の薬剤師の目にとまり、事態が明らかになったらしい。もし、処方箋を発行することなしにクリニックにおいて直接リタリンを出していたらどうなるか考えると恐ろしいことである。医業と薬業ははっきりと分けなければいけないことはこの事件からも理解していただけると思う。

化学構造を見ればまさに一目瞭然であるが、リタリンは覚せい剤の化学構造と同じ基本骨格を有する。その乱用者の間では、リタリンを「合法覚せい剤」とか「ビタミンR」などと呼び、また、リタリン乱用者を「リタラー」と呼んでいるという。乱用者は診療所においてリタリンを指定して処方を希望したり、ナルコレプシーの症状を訴えて、リタリンの処方箋を出してもらおうとするらしい。

リタリンは米国においても中枢神経興奮薬として規制されている。実際にこの薬物を服用すると幻覚や妄想を引き起こすというし、依存性も高い。服用により、イモムシやクモのあらわれるような幻覚を生じるとともに、一日の服用量も当初二錠だったものが、二〇錠にまでなった患者もいるという。すなわちこの薬物は耐性を有することも確かである。

このような化合物をむやみに服用し続けたら、患者はどのようになってしまうのか想像に難くない。以上のような事情もあり、二〇〇七年一〇月から、リタリンの適応症からうつ病が除外され、ナルコレプシーのみとなった。一方、リタリンと同じ成分の徐放剤であるコンサータが認可され、適応症は、ナルコレプシーの他、小児期における注意欠陥／多動性障害（AD／HD）となった。

SSRI

リタリンと同様に、その精神への「賦活作用」への期待ゆえに医療機関での処方が増えているのが新しいタイプの抗うつ薬のSSRIである。SSRIとは選択的セロトニン再取り込み阻害薬（Selective Serotonin Reuptake Inhibitor）の略であり、具体的な薬剤名としてはプロザックなどがある。

この系統の医薬品は私たちの気分に深く関与しているといわれる脳内の神経伝達物質である「セロトニン」量を増やすことによって効果を出すタイプの抗うつ薬である。一九八七年にアメリカにおいて最初のSSRIとしてプロザックが認可されたが、プロザックは欧米において「ハッピードラッグ」として多用されることになる。

しかしながら、SSRIの服用を中断した患者たちが「気分が落ち込む」などと訴えることが多いという。そのためもあってか、「うつ病の再発予防のためにかなりの期間漫然とSSRIの投与を続けている現状は、『維持療法』という名の『依存』を作り出しているにすぎないようにも思える」（片田珠美、二〇一〇年、一三五頁）という指摘もある。

ハイミナール遊び

医師が患者を診察し、必要に応じて処方箋を交付し、処方箋を交付された患者の依頼により薬剤師が調剤する。医師も薬剤師も患者を中心に働く。この原則が徹底しないと、薬は医師と薬剤師の間で利権となって、奪い合いとなる。そして、本来は中心となるべき患者が割を食うことになる。

一九六六年前後の数年間にわたり、青少年のあいだで「睡眠薬遊び」の代名詞ともなった「ハイミナール（メタカロン）遊び」が全盛となった。ハイミナールは鎮静・睡眠剤の一種である。この睡眠薬を服用して泥酔状態となって保護される事例はそれ以前にもあったが、ハイミナールが流行することにより、ここに「薬物乱用」という新しい問題が登場した。その当時はハイミナールは処方箋無しで自由に購入できる医薬品であった。

やがてハイミナールは「要指示薬」（当時の呼び名。二〇〇五年からは薬事法の改正により、「要指示薬」は「処方せん医薬品」と称されることになった）に指定され、手に入れるためには医師の処方箋が必要となった。そうすると、今度は「ハイミナール遊び」は「鎮痛剤遊び」に転じる。さらに、鎮痛剤にも処方箋が必要となると、今度は点眼剤を紅茶に入れて飲むという「目薬遊び」にまで至った。そして、ついには、医薬品ではない有機溶剤であるシンナー（うすめ液）を吸引するという「シンナー遊び」に到達するに至った。シンナー遊びについては後述する。

今考えてみると、ハイミナールのような薬物が処方箋なしで入手できたというのも不思議であるが、これは医薬分業がなされていないがゆえの悲劇であったともいえよう。医薬分業されてない中で、ハイミナール入手に処方箋が必要となると、これは、単に、ハイミナールが薬剤師の手を離れ医師の手に移ることを意味する。そのために、薬剤師側はなんとかハイミナールを処方箋なしで扱える薬となるように願わざるを得ない。すなわち、医薬分業がなされていないと、医薬品は、患者を差し置いて、医師と薬剤師の間での利権争い（米びつ闘争）となるのである。これは不条理なことである。

私は医薬品はごく一部を除いては基本的に医師の診断を経て使うべきであると考えている。薬剤師は病気や治療の専門家ではないからである。一方、医師は薬の専門家ではない。あらゆる医薬品は薬剤師の管理下に患者に渡るべきだと考えている。そのためにも、健全な医薬分業の「しくみ」が必須である。私は、ハイミナールを処方箋なしで手に入れることの出来る医薬品にしていたことは国民の健康にとってまことに不幸なことであったと思っている。しかし、そこに、そうせざるを得ない医療システムの不備があったことも指摘しておきたい。

ハイミナールの副作用としては言語中枢や運動中枢が侵され、いわゆるラリった状態になることが知られていた。なお、ハイミナールは現在、「麻薬及び向精神薬取締法」において、第一種向精神薬に指定されている。

オーバードーズ問題

前項までに述べたことにも関連するが、薬物のOD（overdose，過剰投与）も大きな問題となっている。たとえば、いくつかの医療機関を受診して薬を処方してもらい、大量の薬物をためておいて、それをまとめて服用するといった事例である。いうまでもなく、きわめて危険な行為である。

わが国では、漢方医学の伝統からか、「薬＝体にいいもの」といった盲信的な信頼感を持っている人が多い。薬に信頼感のあることは薬学関係者としては喜ぶべきことかもしれないが、近代医薬は漢方薬とは性格の全く異なるところがあることも肝に銘じてほしい。

鎮痛薬には、神経末端において痛みに関する信号の入ることを防ぐ末梢性鎮痛薬と、中枢神経での痛覚の伝達を抑えて、痛みの感覚やそれにともなう不安、恐怖心を消失させる中枢性鎮痛薬とがある。鎮痛薬のうち、アンチピリンやフェナセチン、アスピリンなどの末梢性鎮痛薬は、鎮痛作用の他、解熱作用や消炎作用もあることから、解熱鎮痛薬ともいわれる。解熱鎮痛薬には、依存性や習慣性をおこす、いわゆる麻薬に属するものはない。しかし、その鎮痛作用は中枢性鎮痛薬に比べると弱い。

これに対して、モルヒネやコデイン、ヘロイン、ペチジン、メサドンなどの中枢性鎮痛薬は麻薬に指定されている。そのため、これらは麻薬性鎮痛薬と称し、天然由来の阿片アルカロイド類や人工合成された合成麻薬性鎮痛薬がある。太宰治（一九〇九〜四八）は、鎮痛薬であるパビナールの依存におちいっていたことが知られている。パビナールはモルヒネ型アルカロイドであるテバインから化学誘導された薬物である。

また、自ら服用したものか、あるいは強制的に投与されてしまったのかは不明（浣腸によって投与されたのではないかともいわれる）であるが、かのマリリン・モンロー（一九二六〜六二）の死因として、鎮静剤あるいは催眠剤として応用されるペントバルビタールナトリウムのＯＤが疑われている。ペントバルビタールナトリウムは、現在、「麻薬及び向精神薬取締法」において、第二種向精神薬に指定されている。

ハルシオン（トリアゾラム）やジアゼパムのような、ベンゾジアゼピン系の催眠薬は、一九七〇年ころにはすでにアメリカでは一五％の人びとが服用していたとされる。この時期には、「薬物乱用」という語も精神医学用語として定着した。わが国においては、ハルシオンは一九八四年に売り出され、たちまち、催眠薬市場の三七％を占める売れっ子となった。ハルシオンには「奇異反応」といって、本来の目的とは反対に、恐れ、あせり、憎しみの感情のあらわれることがあるという。また、アルコールとの併用は禁忌である。

二〇〇七年二月八日、米国の元ストリッパーで「ＰＬＡＹＢＯＹ誌」のプレイメイトでもあったアンナ・ニコル・スミス（当時三九歳、一九六七〜二〇〇七）が死亡した。おそらく死因は鎮静剤と抗うつ剤の過剰投与であろうといわれている。彼女は、一九九四年に六三歳も年の離れた当時八九歳の大富豪と結婚し、そのときには、金のための結婚ともいわれた。結婚相手は翌一九九五年に死亡した。当然、遺産相続問題が起きたが、遺言によって遺産を相続すると明記されていた大富豪の息子（アンナの二八歳年上の義理の息子にあたる）は二〇〇六年に病死した。同年九月には、アンナ・ニコル・スミスが女の子を生むが、生まれた子供の真の父親として三人の男が名乗りを上げて争う騒動も勃発した。しかも、年の離れた妹を出産したことになる自分の母親のアンナを見舞いに来たアンナの息子（一九八六年生まれ）も、おそらく抗うつ剤と鎮痛薬の内服によると推定される薬剤性不整脈によって突然死する。そして、前述のように翌年の二月にはアンナも死亡してしまった。この一連の関係者の死亡もあって、様相は謎めいてきた感じもあり、推定一五億ドルという遺産の分与については係争中である。二〇〇九年三月、カリフォルニア州司法当局は、正当な医療目的がないのに過剰な鎮静剤や抗うつ剤などをアンナに投与していたとして、二人の医師とさらにアンナと交際していた弁護士の計三人を訴追した。今のところ、アンナの死因と薬物の投与との関係は明らかにされていない。

二〇〇九年六月二五日に急死したアメリカの人気歌手のマイケル・ジャクソン（一九五八〜二〇〇九）は専属の医師に大量のディプリバンを使わせていたようだ。ディプリバンの薬剤としての正式名称はプロポフォールといい、全身麻酔剤である。プロポフォールは、通常は、全身麻酔の導入および維持に使用し、集中治療における人工呼吸中の鎮静に用いられる。マイケル・ジャクソンは生前、「私はロボットだから、修理工（医師）と油（ディプリバン）が必要だ」といったことを話していたというが、何となく悲しい言葉である。この件では、マイケル・ジャクソンの専属医だったコンラッド・マーレイが逮捕され、刑事訴追されている。

シンナー遊びとトルエン

ペンキなどを希釈するためのうすめ液として使用されるシンナーとは、トルエンや酢酸エチル、メタノールなどの混合溶液である。このシンナーを吸うシンナー遊びが一九六〇年代より流行し、とくに、一九六七年頃にフーテン族と称される若者の間で流行った。その後、シンナー遊びには、混合溶液よりも、シンナーの一成分であるトルエンが単独で吸引されるようになる。

シンナー遊びをする際に、まるでビニール袋に入ったあんぱんを食べるようなしぐさになることから「あんぱん」とも呼ばれる。シンナー遊びはまた、グルー・スニッフィング（接着剤嗅ぎ）と言われることもある。接着剤にも同様のうすめ液がはいっているからである。

現在、塗装などに多用されるシンナーはもっとも身近に手に入る乱用薬物のひとつとなっている。シンナーやその主成分のトルエンは前出のＬＳＤや大麻と同様に幻覚剤の一種とみなされる。ただし、その塗装などの一般的応用の必要もあって、シンナーは「麻薬及び向精神薬取締法」の規制対象にはなっておらず、「毒物及び劇物取締法」によって規制されている。ただし、たとえば、トルエンのように、麻薬及び向精神薬原料として、その大量の輸出入に際して「麻薬及び向精神薬取締法」の届出対象となっているものもある。

トルエンはクロロホルムやエーテルと同様な低分子（分子が小さい）で非極性（水に溶けにくい）の化合物である。クロロホルムやエーテルが脳に至って麻酔作用を示すように、トルエンも血液‐脳関門を通過し、脳に至って作用する。また、トルエンを吸入すると肺水腫や間質性肺炎を起こしたり、皮膚粘膜の刺激作用があって、発赤・水疱・びらん・潰瘍を生じることがある。トルエンには習慣性があり、まれに禁断症状も見られる。慢性中毒では、イライラ、不安、物忘れ、不眠、被害妄想などの症状が出るという。また、シンナーによる急性中毒で、肝障害が発生したという報告は多いが、このような場合、シンナーは混合液となっているためもあって、その原因はトルエンによるものかそれ以外の成分によるのかが不明である場合が多い。たとえば、かつて、シンナーによって再生不良性貧血が起きるといわれたことがあるが、その後、これはシンナー中のトルエンに含まれる不純物のベンゼンによる中毒であることがわかった。

シンナー成分のトルエンや酢酸エチル、メタノールなどは、私たち、天然物化学を研究するものにとっては、植物材料のエキスの抽出や、エキスからの活性成分の分離精製などに日常的に多用する溶媒である。そして、私たち研究従事者はこれらの溶媒をなるべく吸飲しないようにドラフトチャンバーを使用したりする。塗装にシンナーを使用する人たちも同様の注意をはらっていることであろう。シンナー遊びにおいては、これらの溶媒を積極的に摂取しようとするというのだから、何とも不可解な行動であると言わざるを得ない。

シンナー遊びの危険性と麻薬

シンナー遊びの体験者はその感じを「しらける」と表現するらしい。すなわち、体験からさめた後、「夢」の体験を忘れ、余韻がなく、ただ健忘だけが残るといわれるのである。これに対して、たとえばLSDの服用では精神展開があって、何かやる可能性が感じられ、かつ体験が残るという。しかしながら、シンナー遊びの場合には錯視的体験はあってもほかには何も残らないという(細谷英吉・大村裕編、一九七四年、一六四頁)。

シンナーの心身に対する影響には、前記のほか、大脳の萎縮、視力障害、知覚麻痺、筋力低下を引き起こす末梢神経炎、生殖器萎縮、妄想、幻覚などもある。また、シンナーは常用することによって依存性を生じる。さらに、自分が危害を加えられるといった幻覚がもたらされ、その反動として他人を攻撃するような行動に向かうので、社会的にも問題である。

いずれにせよ、シンナーのような血液‐脳関門を容易に通る、食物でも医薬品でもない異物を体内に入れることの危険性を私たちは充分に理解するべきである。医薬品も日常生活で普通に取り入れる飲食物とは異なることからいわば異物といえるかもしれないが、医薬品は必要悪としての異物といえようか。

シンナーの乱用は覚せい剤使用に結びつく傾向があるといえそうだ。アンケート調査によれば（法務省法務総合研究所編、二〇〇九年、二七五頁）、覚せい剤取締法によって有罪となり、収監された人たちのうちシンナー乱用経験者は男女合わせて七三・〇％にもなるという。とくに、二入《ににゅう》者といって、同じ罪で再度収監された人のうち、シンナー乱用者の割合は、男子七六・〇％、女子八一・三％にのぼる。これはシンナーの作用がそうさせるというよりも、シンナーと覚せい剤の供給先に共通項があるためかもしれない。

更生施設のダルク（DARC／ドラッグ・アディクション・リハビリテーション・センターの略）を設立した近藤恒夫の活動を書いた『麻薬脱出』（軍司貞則、二〇〇一年）という本がある。この本には、表題に麻薬という言葉を使いながら、書かれているのは主に覚せい剤やシンナー乱用からの脱出の話である。そして、自らも覚せい剤におぼれた経験のある近藤氏がダルクを設立するまでと、覚せい剤やシンナーにおぼれた人たちが、ダルクにおいて更生をめざしている様子が描かれている。近藤氏は「覚せい剤よりもシンナーの方が脱却が難しい」と述べておられる。覚せい剤やシンナーは現行法では麻薬には入っていないが、この本の題名の「麻薬」という言葉にはそう違和感はないと感じた。

終　章　麻薬と人間

人類はその誕生以来、火や道具を使うようになり、やがて言語や文字を使うようになったり、さらには、粘土板や紙、筆やペン、墨やインクといった記録手法も手に入れてきた。そんな進歩の中で、私たちが現在、毒や薬と称しているものも手に入れることになる。毒や薬の使用は、文明がある程度高度になってきてからのことと思われる。そして、人類はついに脳（いわばこころ）をコントロールする薬（毒）まで手中にすることになった。これが麻薬と人類の遭遇である。

現代社会では、麻薬には医薬としての側面と乱用薬物あるいは依存性薬物としての側面があることに特徴がある。各章で述べてきたように、わが国では、麻薬・向精神薬・覚せい剤・大麻・阿片などはそれぞれ法律で厳重に規制されている。なぜ、このような厳重な規制が必要になったのであろうか。

この本の最終章として、なぜ、麻薬は規制されなければならないのかという点、そして、若い世代に麻薬の危険性をいかに教育すべきかという点を中心に言及してみたい。

なお、ここまでにもしばしば述べてきたが、現在の麻薬の定義はもはや破綻をきたしているといっても過言ではなかろう。少なくとも、麻薬の定義からは「麻酔作用云々」という語句はもはや抜いた方がよろしいと思われる。すなわち、麻薬という定義は、現実に即して「乱用や依存などの個人的問題、さらには社会的な問題を引き起こす可能性の高い薬物」とすれば、多少すっきりとするだろう。ただし、このように定義すると、麻薬にはシンナーの他、さらには酒やタバコも入ってしまいかねない。ならば、麻薬とは「乱用や依存などの重大な個人的問題、さらには犯罪などの重大な社会的問題を引き起こす可能性のある薬物で法律で定めるもの」とでもすべきであろうか。その結果、麻薬という言葉はある程度は漠然としたものとならざるを得なくなる。しかし、新しく定められた麻薬の定義で麻薬と総称されることになる阿片やモルヒネ、ヘロイン、コカイン、覚せい剤、大麻などの個々の薬物についての定義や規制の程度などはしっかりとしたものにしておけばよいと思う。

麻薬取り締まりと麻薬教育

麻薬取締官は「麻薬Gメン」ともいわれている存在であり、厚生労働省の地方厚生局麻薬取締部に所属している。麻薬取締官は厚生労働大臣から任命されて、その指揮監督を受け、先に示したいわゆる麻薬五法に関して、刑事訴訟法に基づく特別司法警察職員として薬物犯罪の捜査を行なう。麻薬取締官の定数は政令で定めることになっており、二〇〇八年四月一日現在、全国で二四八名であるという。なお、麻薬取締官になるためには、国家公務員採用Ⅱ種試験に合格した任用候補者又は薬剤師免許取得者から採用される（浦山隆雄、二〇〇八年）。麻薬取締官はその仕事の性質上、法学あるいは薬学を専攻したものがその任にあたることが多いというが、実際には、麻薬取締官の九割は薬剤師であるとのことである。

また、麻薬取締官と似た名称のものに麻薬取締員というものもある。これは、都道府県の職員のうちから都道府県知事によって任命され、知事の指揮監督を受ける。麻薬取締員の任務は麻薬取締官と同じであるが、麻薬取締員は薬務担当課の職員から任命されることがほとんどで、都道府県職員としての行政事務に従事しながら司法警察員の仕事も行なうということになる。したがって、単純化して言うならば、麻薬取締官は司法警察員専任、麻薬取締員は兼任といえる。この両者は協力関係にあり、特に医療用麻薬の適正使用促進や正規流通の指導・監督に関しては、密接な連携をとっている。

さらに、青少年に対する薬物乱用防止啓発活動として、麻薬取締官ＯＢが講師として学校等に派遣され、学生、生徒等を対象とした「薬物乱用防止教室」も開催されており、また、学校の教職員や保護者等に対して麻薬取締官が薬物乱用防止の講演を行なったりもしている。

子供への麻薬教育の必要性

わが国では、各小中学校や高等学校には学校医および学校歯科医とともに、学校薬剤師も任命されている。学校薬剤師の仕事は、保健室の薬品についての使用上の注意や保管上の注意について指導したり、理科室の毒・劇物薬品や引火物の適正な保管の指導、教室の環境の整備やプールの水質検査など、多岐にわたる。しかし、あまり、児童・生徒には見えないところで活躍していることが多いようである。そこで、学校薬剤師の目に見える仕事のひとつとして、是非、小中学生や高校生たちに、麻薬や、薬物の乱用の恐さを教育することを加えてほしいと思う。

子供たちには、麻薬や覚せい剤などのこわさを早くからしっかりと教育してあげなければならない。また、小学校から高等学校にいたる子供たちの間においては、麻薬や覚せい剤、大麻などの乱用以上に直接心配なのは、手に入り易いこともあって、シンナーのような有機溶剤の吸引と第7章で述べた薬物のODであろう。有機溶剤の吸引や医薬品を一気に大量に服用するODがいかに危険なことで、やってはいけないことかということも小学生くらいのうちから専門家によって説明しておくべきである。この時期に聴いた専門家の話は子供たちの一生の宝となるはずである。

その役割を果たす最適任者であり、責任もあるのが学校薬剤師である。そのため、学校においては、実際に、麻薬などの薬物についての講話が学校薬剤師によって行なわれることもあるようだが、全国で一般化しているとは思えない。もちろん、学校薬剤師がその役割を果たすためには、その活動に対する認識や、報酬面の十分なサポートも必要であることは当然である。なお、今のところ、学校薬剤師は薬局業務の傍ら任命されているのが普通であるから、学校薬剤師がまとまった時間をこのような活動に割くことはなかなか難しいかもしれない。第5章の末尾でも書いたように、この件については、大学薬学部の高学年の学生（五年生または六年生）の実習の一環として開始することも提案したい。

麻薬がひきおこす新たな犯罪

パソコンや携帯電話の普及により、インターネットや携帯電話による麻薬類の売買がさかんに行なわれるようになっているという。このことは、麻薬類の頒布が匿名性をおびてきたことを示し、大変に深刻な事態におちいっているといえよう。

麻薬などの薬物にからむ犯罪は、ちょっと特異な犯罪である。すなわち、一見すれば、麻薬を所持していたり使ったりという容疑で逮捕される人間こそ本来は最初の被害者であるからである。すなわち、犯人とされた人こそ、その後も妄想や幻聴、そして、多大な金銭的損失や社会的信用の失墜などで長く苦しむことになるからである。

たとえば、二〇一〇年の三月にＪＡＹＷＡＬＫというロックバンドグループのボーカリスト中村耕一（当時五九歳）が覚せい剤〇・九グラムを所持していたとして現行犯逮捕されたというニュースが入ってきた。家宅捜索の結果、大麻やコカインも隠し持っていたという。ＪＡＹＷＡＬＫというグループは二〇一〇年で結成三〇周年、そのためのツアーその他が計画されていた。しかし、この件ですべてキャンセルになり、ＣＤなども店頭からひきあげられ、このための損害だけでも莫大なものになるだろうという。彼はとくにそのために他の犯罪をおかしたとは聞いていないし、前妻が亡くなったことが覚せい剤に手を出すきっかけになったともいう。マスコミによって見聞きしただけのことから判断すれば、なんとも理不尽なやりきれない感じを受けるかもしれないが、そこが、薬物による犯罪のやっかいなところでもある。

しかし、別の見方をすれば、彼が覚せい剤他を手に入れるために支払った金は結局は闇の組織に入ることになるのだろう。そのため、たとえ彼自身が悪事を働かなくても、その金は、まともな事業資金になっている可能性は乏しく、かなりの可能性として、どこかで他の犯罪に結びつく金となっているのではなかろうか。とすれば、たとえ、薬物を自分一人で使って、社会的な問題を引き起こさなかったとしても他の犯罪の背中を押すことになっているといえる。

その上、薬物を手にいれるための金は、たとえ最初はたいしたことなくとも、このような薬物の多くには耐性という性質もある。そのため、使う薬物の量もだんだんと多くなっていき、それにしたがって、費やすお金も増額していく。やがて、とくに一般の仕事をしている人の場合には、普通に働いていてまかなえる額ではなくなる。おまけに注意力散漫となったりするために普通の仕事をこなすことすら難しくなる。そして、堅気だった人が、薬物を手に入れたいがためにそれまでの仕事や立場を放擲し、手っ取り早く大金を手に入れるために麻薬販売や強盗などの犯罪をおかす可能性も大いにあるわけである。

同じ二〇一〇年の九月には、シャネルズのメンバーの一人としても活躍していた田代まさし（当時五四歳）が横浜市の駐車場でポリ袋に入れたコカインを所持していたことから現行犯逮捕されている。その際には、同じ車に乗っていた女性（当時五〇歳）もポリ袋に入れた覚せい剤を所持していたため現行犯逮捕された。

一部に「薬物は規制されるから闇に入り、犯罪と関係を持ってしまうのだ。禁止しなければ犯罪との関係はなくなってしまう」という意見もあるという。確かに、アメリカにおいては禁酒法が制定されたためにアルコールが闇組織の資金源となり、アル・カポネ（一八九九～一九四七）らの暗躍につながったという歴史はある。しかし、麻薬の類とアルコールには明らかに一線をひくことが出来ると思う。

麻薬類とともにアルコール類も規制すべきであるという意見を持つ人たちは、「アルコール類もいわゆる麻薬同様に依存性があるではないか、アルコールを摂取したがためのいわゆる飲酒運転による重大な事故などもおきているではないか」などという。これらの主張にももちろん一理はあって、確かに、アルコール類がヒトの精神や行動に異常をおこすことはある。しかしながら、この場合、母数のことをよく念頭にいれる必要があると思う。

すなわち、非常に多くの人々によって摂取されているアルコールがまっとうな人の生活をスポイルする割合と、麻薬類がそれらに魅入られた人々の生活をスポイルする割合を比較してみたらいいと思う。さらに、適度のアルコールは人間関係を円滑にしたりするプラスの作用もある。ここまでに述べてきたことを読んでいただいた読者には、アルコールの人間社会に対する一般的な影響と、麻薬や覚せい剤、大麻などのそれとの違いには明らかに一線を画すことができることは御理解いただけると思う。

戦争とともに栄える麻薬

麻薬は戦争とともに国を滅ぼす要因となりうる。わが国は第二次世界大戦によって、場合によっては現在の国土も分断統治される可能性すらあったことを思えば、戦争が国を滅ぼす要因となりうることは容易に理解していただけるであろう。一方、麻薬は戦争とともに栄えたということもできると思う。近代以降の戦争に麻薬がつきものであったことはここまでにも再三述べてきた。さらに、第二次世界大戦後の戦争にはこれに核の危険性も加わることになった。今後、もし、万が一にも第三次世界大戦が勃発するようなことがあれば、麻薬や核の存在により、国どころか人類全体を滅ぼしてしまう危険性すら大いにある。

麻薬に話をもどすと、かつての清国における阿片吸飲はイギリスとの戦争にまでおよび、清国は南京条約によって、莫大な犠牲をはらうことになった。そして、この阿片戦争の顛末がわが国の明治維新にも大きな影響を与えたのだから、麻薬はまさに一国の命運をも左右しかねない代物でもある。

近代以降の戦争と麻薬との関係にさらに注目すれば、アメリカにおける南北戦争が多くのモルヒネ中毒者を出したことや、やがて第二次世界大戦に至ることになる日中戦争におけるわが国の戦費のかなりの部分が阿片販売による利益によってまかなわれていたこと、ベトナム戦争がヘロイン中毒者を多く出したことなどもあげられよう。そして、それまでにも永い大麻栽培の歴史はあったものの、その吸飲の習慣のなかったわが国に、GHQとしてのアメリカ軍の駐留によって大麻の吸飲の習慣が導入された事実もあった。

阿片戦争に至る清国における麻薬（阿片）の蔓延は麻薬が国を滅ぼしかねないことになった典型例であった。しかも、たとえ戦争に至らなくとも麻薬が一国を滅ぼす要因となる可能性が今後あり得ない話とはいえない。麻薬にはまさに「魔薬」といってもよいところがあって、一人の人間として、一度、この類の薬物に取り付かれたら、その人間はついにはその薬物を摂取することだけが生きる目的となってしまいかねない性格を持つ。そして、これらの薬物がゆえに人生を棒に振ったり、家族が崩壊したという例はあまたある。わが国でも、覚せい剤を使用した者が、妄想によって、刃物をふりかざし、全く関係のない善意の他人に怪我をさせたり、命を奪ったりという事例も多くあったことは読者の記憶にもあるに違いない。もちろん、殺傷だけでも完全に犯罪となるが、この犯罪に至らしめるほどの恐ろしい作用を有するものが一体何であるのかをしっかりと見極めてみることが大切であろう。国を形成しているのは個人や家族である。個人や家族の崩壊はやがて国の崩壊に結びつくのは必定である。

スポーツとドーピング

現在、ドーピングとは主にスポーツ競技において、より優れた記録を出したり、勝利したりするために薬物を不正使用することをいう。

ドーピングの語源は、アフリカ東南部の先住民カフィール族が拝礼で用いた植物エキスなどからなるお酒である「DOP」であるといわれる。また、英語では、dopeには各種どろどろの物質とか、(競走馬に与える)興奮剤などの意味の他、ぼんやりした人、無気力な人などという意味まである。

ドーピングには、筋肉を付けて筋力を増すアナボリックステロイドと称されるものや、体重を減少させるものなどが使われたことはよく知られている。一方、精神を昂揚させて闘争心をかきたてるコカインやカフェイン、アンフェタミンや、痛みや不安をおさえるモルヒネやメサドン、ペンタゾシンなどの薬物もドーピングに用いられた。さらに、ドーピングには、薬物の排泄を促進したり、希釈するものや、薬物の検出をしにくくするものなどもあるという。ドーピングに使用される薬物には麻薬や覚せい剤に該当するものも多い。

興奮剤としてドーピングに使用される薬剤には、古くは覚せい剤そのものが使われたが、その後は覚せい剤の類似化合物が使用された例が多い。近年はドーピング検査をかいくぐるために、類似効果は残したまま、既存の化合物の化学構造を少し変え、すぐには検出できないようにした代物も輩出している。ただし、不正薬物の検出技術については日進月歩である。現在の状況でも、もはやいくら少量であってもまず、物質として検出不可能なものはないといってよいと思う。

二〇〇七年一〇月には、二〇〇〇年のシドニーオリンピックで金メダル三個を含むメダル五個を獲得した米国のマリオン・ジョーンズ（一九七五〜）が、それ以前から筋肉増強のためのステロイド剤を使用していたことを告白し、オリンピックで獲得したメダルが剝奪されるという事態となった。

また、以前には、フローレンス・ジョイナー（一九五九〜九八）にアナボリックステロイド使用の疑いがかけられていたことがあった。彼女は三八歳にて心臓疾患で急死したが、この死因にもドーピングの影響があったのではないかといわれている。彼女は、それまではそれほどめだったアスリートではなかったのに、一九八八年ソウルオリンピックにおいて、突如、三つの金メダルを獲得した。また、同年一〇〇メートルで一〇秒四九の世界新記録、二〇〇メートルでも二一秒三四の世界記録をうちたてた。この際、急に派手になったコスチュームへの変化も、ドーピングによって急速に変化した体型をカムフラージュするためだったのではないかともいわれている。

薬物の力を借りた偽りの成果で世に認めてもらっても空しいと思うのだが……。まわりの期待が大きすぎたためだろうか？　あるいは、オリンピック優勝にからむお金の魔力なのだろうか。しかし、スポーツにおける不正は、応援する多くの人々の心を傷つけることにもなる。これらのことは不正をしてしまった本人たちが最もよく知っているはずであるが、その本人たちすらをも結局、最後には不幸にしてしまう。

ドーピングで明らかに害の出た例はあまたあるが、吉田武（一九七〇〜）は『ドーピング毒本』（依田弘作編、二〇〇八年）においてプロレスラーをめざした自らの悲惨なドーピング体験を告白している。彼は筋肉増強作用のあるステロイド剤を服用し、異常な速度で上腕二頭筋や大胸筋の筋肉がついていくのを経験し、その魅力のとりこになる。しかし、やがて、ホルモンバランスの調和がとれなくなったためか一気にごそっと頭髪が抜けることにはじまる様々な症状に悩まされることになり、ドーピングを止めてからも体内に爆弾をかかえている感じを抱いているという。

ドーピングはなぜいけないのか。それは、このような化合物の服用はフェアでない上に、選手の命にもかかわる危険なことであるからである。それでは、もし、体を全くむしばむことのないドーピング剤が開発されたらどうなのか。それはとても困った状況になってしまうことだろうが、体をむしばむか、むしばまないかは、その人の一生のみならず、その薬物を使用したかなりの数のアスリートの一生、さらにはその子孫たちの生涯を検証し続けなければ何ともいえないだろう。だから、あるドーピング剤が体をむしばむことはないと断定することはまず不可能である。まずは、このことをしっかりと理解していただきたい。

現在、酸素の薄い高地でトレーニングすることもスポーツ選手の間で行なわれているが、これもいうなれば体に変化を与える目的で行なわれている方法である。このことはもちろん違反ではないが、このトレーニングが体をむしばんでいるかどうかは、やはりその方の一生が終わるまでわからない。あるいは一生が終わってもわからないといった方が正しいかもしれない。難しい問題も孕んでいる領域である。

最近「スポーツ薬学」という分野が出現したという。この学問が、決して「検出されないドーピング薬の開発」のような歪んだ目的に与することのないことを祈念する。いずれにせよ、薬物は身体に何らかの変化を与えるものである。この本においても何回も唱えてきたように「薬毒同源」が基本であることから、いかなる薬物でも軽々に使ってはいけないものであることは肝に銘じておきたい。

ヤクとカク

麻薬と称されるものの中には使い方によっては医療に用いられるものもある。というよりも、すでにこの本で何回か言及したように、本来、麻薬という語に悪い意味はない。その生物活性を医療に応用しない手はないのである。事実、麻薬でもあるモルヒネ（塩酸塩水和物として）やコカイン（塩酸塩として）、さらに、メタンフェタミン（塩酸塩として）などは現在、日本薬局方にも収載されている。しかし、麻薬は使い方を誤ればヒトに害毒をおよぼすことが多いことも確実である。すなわち、使い方によってはまさに毒（魔物）となるとみなすこともできる。そこでそのような場合には麻薬を魔薬と書いては如何かと思うほどである。

乱用薬物あるいは依存性薬物は、核兵器とともに人類による科学の発展にともなって生まれた人類の負の財産ともいえよう。ただ、核兵器に使われるテクノロジーも原子力発電という、化石燃料を消費せず、二酸化炭素を排出しないエネルギー生産の方法に応用できるように、麻薬にも害をおよぼす物（毒）としてではなく、有用な医薬品としての応用法もある。結局は麻薬も核も使い方なのである。

人類の英知から生まれた麻薬や核を人類の福音と出来るか否かもまた人類にかかっている。ヤク（薬）もカク（核）も両刃の剣の様相を呈していて、うまく使えば人類にとって福音となるが、使い方を誤ると牙をむく。皮肉なことに今や人類によってこの世に生み出された麻薬と核の存在によって、自身がその存亡の瀬戸際にたたされているわけである。まさに、ヤクとカクの扱いは人類に未来があるか否かの鍵をにぎっているといってもよかろう。人類の知恵によって、麻薬も核も、何とか私たちの役にたてられるように工夫していかなければならない。そのためにも、多くの人たちに麻薬とは何かを正確に知っておいてほしいと願っている。

永い地球の歴史からみたら、「たったの」と言える二、三万年もたてば、私たちも古代人と呼ばれることになるだろう。しかし、私たちが古代人と呼ばれるまで人類は生き残っているだろうか。何だか心細くなってくるが、その時代には、もしかしたら、人類などはとうに亡んでしまっていて、地球は、昆虫ばかりが跋扈している世界になっているかもしれない。としたら、その際人類が亡ぶ原因となったものは何であろうか。人類が誕生して四〇〇万年とも六〇〇万年ともいわれる。しかし、私たちに直接のつながりのある現生人類の歴史は、諸説あるものの、たかだか数十万年といわれる。現に、いわゆる旧人と言われる人々はすでに亡んでいるのである。わが国の歴史をみると、たとえ神武天皇が実在していたとしてもそれからの歴史は、たったの三〇〇〇年にも満たないのである。努々《ゆめゆめ》油断してはならない。

おわりに

現代の私たちは様々な薬物にかこまれて過ごしている。その中には実にあざやかな効き目を示すものもあれば、効き目がはっきりとわからないものもある。これらの薬物の中で、いわゆる麻薬といわれるものは、その効き目がはっきりとあらわれる薬物の類であろう。一般に麻薬に興味が持たれるのも麻薬にこのような特性のあるためであろうか。

この本を読んでいただいた方には、麻薬はただこわがってみたり、面白がってみたりするものではないということを理解していただけたものと信じる。一方では、確かに、麻薬にはいずれも使い方を誤ると乱用薬物あるいは依存性薬物となってしまう側面があることにもうなずいていただけたと思う。日本語には「麻薬のような」という表現もある。麻薬は危険な隣人でもある。私は、地球というこの孤独な星に、今日に至るまでの過酷な生存競争に打ち勝って生息してきた私たち人類の今後の存続を決めるのは、環境・食料・資源・疾病などに加え、皮肉なことに人類の英知がもたらした「ヤク（薬）とカク（核）」であると思っている。

対応を誤ってしまったら麻薬や原子力は間違いなく人類を滅ぼす可能性を秘めている。

今、人類にはヤク（薬）とカク（核）との付き合い方が真剣に問われているといってもよい。

実はこの本の執筆の企画をいただいたとき、私はとても不思議な縁を感じた。ここにその不思議な縁のことをお話ししておきたい。

著者の専門は天然物化学といい、動植物や微生物がつくり出す生物活性成分を純粋な形で取り出し、その化学構造などを調べるという研究分野である。もっと平たくいえば、薬用植物の有効成分を調べたり、新しい抗生物質を探索するような研究である。私は一九八〇年三月に東北大学大学院薬学研究科博士課程を修了するにあたり、地骨皮《じこっぴ》（クコの根皮）から血圧下降活性を有する新規アルカロイドのクコアミン類を得た結果などをまとめた「和漢薬の血圧下降成分」という表題の博士論文を提出して薬学博士号を取得し、同月末に幼なじみと結婚した。そして、同年の一九八〇年九月より丸三年間、米国シカゴにあるイリノイ大学薬学部に新婚の妻をともなって博士研究員として留学することになった。

シカゴに住んで半年ばかり過ぎた日、この日は翌日に結婚記念日を控えた日であったが、シカゴの中心街ステートストリートにある老舗百貨店のマーシャル・フィールズに家内の買い物の付き合いで行った。世のほとんどの男の常と思うが、妻の買い物への付き合いほど退屈なことはない。そこで、早々に結婚記念日のプレゼントを買ったあと、待ち合わせ時間を決め、たまたまそのデパートで開催されていた書籍展で時間をつぶすことにした。そこで、一冊の本と運命的な出会いをすることになる。それが、R. E. Schultes, A. Hofmann, ***PLANTS OF THE GODS***（1979）であった。私には入手した本の一〇〇頁目に入手した日付を入れる習慣があるが、この本の一〇〇頁目には、MAR. 28, 1981 と日付スタンプが押してある。

帰国後、それもしばらくしてから、だんだんとわかってきたのだが、この本の著者の一人であるホフマンはＬＳＤの発見者であり、筆頭著者のシュルテスは民俗薬の著名な研究者で、本書の第6章に述べたアヤワスカの調査にもあたった方であった。その後、関係する書物を逍遥しているうち、シュルテスは南米でアヤワスカの調査をしていたときに、やはりこの薬物の調査で現地を訪れていたバロウズと遭遇していることも知った。バロウズは本文にも出てくる『麻薬書簡』の著者である。

私は薬の研究者であるが、常々、薬と毒とは表裏一体であると実感しており、このことを「薬毒同源」と唱えている。すなわち、毒の研究と薬の研究は相通じているのである。そして、毒や薬となる化合物の中にはアルカロイドに分類されるものが多いこともあり、私の研究課題としては、アルカロイドに関するものが多くなった。このような私の研究遍歴を経て、大量に集まってきた資料をまとめることを目的で執筆したのが『アルカロイド―毒と薬の宝庫』（共立出版）であった。その後、興味の進展につれて『図解雑学 毒の科学』（ナツメ社）や、『毒と薬の科学―毒から見た薬・薬から見た毒』（朝倉書店）、さらには『毒と薬の世界史―ソクラテス、錬金術、ドーピング』（中公新書）、『アミノ酸―タンパク質と生命活動の化学』（東京電機大学出版局）などを執筆してきた。

以上のような研究や執筆活動をするなかで、私たちが毒といっているものの中には単に命を危うくするものだけではなく、精神や肉体を通常とは異なる状態にさせるようなものも多々あることに思いを致すようになった。とくに精神を異常にさせる活性は特徴的である。このような観点を持つようになってから前記のシュルテスらの本に再度目を通したところ、すっかりこの本の魅力にとりつかれた。とくに、二〇〇八年に中公新書として上梓することになった『毒と薬の世界史―ソクラテス、錬金術、ドーピング』の原稿をまとめてから、私は毒や薬の博物学的な側面にも大いに興味をいだくようになっていたからである。

そして、いつか麻薬について博物学的観点からまとめてみたいと考えはじめるようになっていた。ちょうど、その時期に、講談社から今回の本の企画の話がもたらされたのである。実に不思議な縁であった。麻薬は毒やアルカロイドにも大いに関係することから、毒やアルカロイド研究を標榜してきた私には他の著者とはまた別の切り口での麻薬論が書けるのではないかと思い、喜んでお引き受けすることにした。

この本の執筆の提案をしていただき、編集を担当していただくとともに、執筆を開始してからも、様々な御提案や御配慮をして下さった講談社現代新書出版部の能川佳子さん、そして、出版部の各位に心から御礼申し上げる。また、いつも私の執筆作業を静かに見守ってくれている家族にも感謝する。

昨年末の一二月四日、私がイリノイ大学留学前後に研究生として在籍させていただいた東北大学医学部細菌学教室教授（当時）の石田名香雄先生（元東北大学総長・仙台市名誉市民／一九二三～二〇〇九）がお亡くなりになった。私の、細菌学教室への研究生としての正式な在籍期間は留学前後をあわせても一年に満たないという短いものであったが、この期間は私の研究生活に多大な影響を与えた濃厚な日々であった。しかも、この研究生としての短い在籍をきっかけとして、その後三〇年近くにもわたり、私がひそかに「石田学校」と名付けていた仙台市内の先生のオフィスを時おり訪れ、種々の御指導をいただくことになる。ほとんど物質としての化合物にしか興味を示さなかった私に生物活性方面の興味を喚起して下さったのはほかならぬ石田先生であった。

石田先生は、私が新たに著わした本を持参するたびに、実に的確なサジェッションをされながら、とても嬉しそうに喜んで下さった。もはや、お元気な先生に著書を差し上げることが出来なくなってしまったことがとても残念である。この本を謹んで石田名香雄先生の霊にささげたい。

読者諸氏には、この本が麻薬についての正しい理解を深める一助になってくれることを祈念する。

二〇一〇年暮

冬枯れの庭の木々をながめながら

仙台の自宅書斎にて　著者識

C・F・レヴンソール（加藤珪、大久保精一訳）『エンドルフィン─脳がつくるアヘン』（地人書館、1992年）
A・ワイル、W・ローセン（ハミルトン・遥子訳）『チョコレートからヘロインまで─ドラッグカルチャーのすべて』（第三書館、1986年）

E. F. Anderson, *Peyote, The Divine Cactus*, The University of Arizona Press, Tucson (USA, 1980).
M. J. Balick, P. A. Cox, *Plants, People, and Culture*, Scientific American Library, New York (USA, 1996).
J. Bruneton, *Pharmacognosy, Phytochemistry, Medicinal Plants*, Lavoisier Publishing Inc., Paris (France, 1995).
J. Bruneton, *Toxic Plants*, Lavoisier Publishing Inc., Paris (France, 1999).
G. A. Cordell, *Introduction to Alkaloids*, John Wiley & Sons, Inc., New York (USA, 1981).
M. Hesse, *Alkaloids-Nature's Curse or Blessing?*, Wiley-VCH, Weinheim (Germany, 2002).
J. Huges, T. W. smith, H. W. Kosterlitz, L. A. Fothergill, B. A. Morgan, H. R. Morris *Nature*, 258, 577 (1975).
W. H. Lewis, P. F. Elvin-Lewis, *Medical Botany*, John Wiley & Sons, New York (USA, 1977).
J. L. Phillips, R. D. Wynne, *Cocaine*, Avon Books, New York (USA, 1980).
Z. Řeháček, *Ergot Alkaloids-Chemistry, Biological Effects, Biotechnology*, Academia, Praha (Czechoslovak, 1990).
R. E. Schultes, A. Hofmann, *PLANTS OF THE GODS*, McGraw-Hill Book Company, New York (USA, 1979).
Sertürner, *J. der Pharmacie*, 14, 47 (1805).

ジョン・マン（山崎幹夫訳）『殺人・呪術・医薬―毒とくすりの文化史』（東京化学同人、1995年）
ジュール・ミシュレ（森井真、田代葆訳）『ジャンヌ・ダルク』（中央公論社、1987年）
水谷修『ドラッグ世代―「第五次薬物汚染期」の若者たち』（太陽企画出版、1998年）
水巻中正『くすりの文明誌』（かんき出版、1991年）
宮里勝政『タバコはなぜやめられないか』（岩波書店、1993年）
宮里勝政『薬物依存』（岩波書店、1999年）
村松剛『ジャンヌ・ダルク―愛国心と信仰』（中央公論社、1967年）
ウォルター・モードル、アルフレッド・ランシング（宮木高明訳）『薬の話』（タイムライフインターナショナル、1968年）
森島恒雄『魔女狩り』（岩波書店、1970年）
安江政一「長井長義をめぐって」（化学史研究、22巻、1頁、1983年）
山川浩司『国際薬学史―東と西の医薬文明史』（南江堂、2000年）
山崎幹夫『毒の話』（中央公論社、1985年）
山崎幹夫『人、毒に会う―なぜ、僕らは「こわいもの」が好きなのか』（光文社、1987年）
山崎幹夫『毒薬の誕生』（角川書店、1995年）
山崎幹夫『歴史の中の化合物―くすりと医療の歩みをたどる』（東京化学同人、1996年）
山崎幹夫『歴史を変えた毒』（角川書店、2000年）
山下愛子「長井長義についての一考察」（科学史研究、76巻、156頁、1965年）
山下愛子「長井長義についての一考察（補）」（科学史研究、79巻、149頁、1966年）
山本郁男「大麻の幻覚作用」（日本薬剤師会雑誌、37巻、1061～1071頁、1985年）
山本郁男『大麻の文化と科学―この乱用薬物を考える』（廣川書店、2001年）
山本郁男『マリファナは怖い―乱用薬物』（薬事日報社、2005年）
依田弘作編『北京五輪もヤバイ!?　ドーピング毒本』（洋泉社、2008年）
C・H・ラウォール（日野巌・久保寺十四夫訳）『世界薬学史（新訳）』（科学書院、1981年）
リチャード・ラジュリー（松田和也訳）『精神活性物質の事典―LSDからレタスまで』（青土社、1999年）
ルーシー事件真実究明班『ドキュメンタリー ルーシー事件の真実』（飛鳥新社、2007年）

春山行夫『クスリ奇談』（平凡社、1989年）
ウィリアム・バロウズ、アレン・ギンズバーグ（飯田隆昭、諏訪優訳）『麻薬書簡（新装版）』（思潮社、1973年）
ウィリアム・バロウズ、アレン・ギンズバーグ（山形浩生訳）『麻薬書簡（再現版）』（河出書房新社、2007年）
カルロス・ビヤロン「南米のコカイン産地」（ナショナル ジオグラフィック 日本版、第10巻、第7号、72頁、2004年）
D・C・A・ヒルマン（森夏樹訳）『麻薬の文化史』（青土社、2009年）
福岡大学学生部編『酒、ドラッグそしてエイズ』（三共出版、1998年）
マーティン・ブース（田中昌太郎訳）『阿片』（中央公論社、1998年）
二神寛治編『日本薬局方 全』（東京醫事新誌局出版、1886年）
船山信次『アルカロイド―毒と薬の宝庫』（共立出版、1998年）
船山信次『図解雑学 毒の科学』（ナツメ社、2003年）
船山信次『毒と薬の科学―毒から見た薬・薬から見た毒』（朝倉書店、2007年）
船山信次『毒と薬の世界史―ソクラテス、錬金術、ドーピング』（中央公論新社、2008年）
船山信次『アミノ酸―タンパク質と生命活動の化学』（東京電機大学出版局、2009年）
ブライアン・フリーマントル（新庄哲夫訳）『FIX―世界麻薬コネクション』（新潮社、1985年）
古畑種基『法医学ノート』（中央公論社、1975年）
別冊宝島編集部編『「クスリ」という快楽』（宝島社、2000年）
法務省法務総合研究所編『犯罪白書（平成21年版）』（時事通信出版局、2009年）
ジム・ホグシャー（岩本正恵訳）『アヘン』（青弓社、1995年）
星新一『人民は弱し 官吏は強し』（新潮社、1978年）
星新一『明治・父・アメリカ』（新潮社、1978年）
細谷英吉・大村裕編 『麻薬と人間』（時事通信社、1974年）
麻枝光一『マリファナ青春旅行（上）―アジア・中近東編』（幻冬舎、1997年）
麻枝光一『マリファナ青春旅行（下）―南北アメリカ編』（幻冬舎、1997年）
槇佐知子『今昔物語と医術と呪術』（築地書館、1984年）
松井壽一『薬の社会誌』（丸善、1992年）
松本清張『眩人』（中央公論社、1983年）
真中史雄『ドラッグ・内面への旅―インドの阿片・LSDから幻覚性茸・覚醒剤まで』（第三書館、1989年）

版協会、1999年)
角田房子『甘粕大尉(増補改訂版)』(筑摩書房、2005年)
ディ・クィンシー(田部重治訳)『阿片常用者の告白』(岩波書店、1937年)
N. Taylor(難波恒雄、難波洋子訳注)『世界を変えた薬用植物』(創元社、1972年)
ド・クインシー(野島秀勝訳)『阿片常用者の告白』(岩波書店、2007年)
B・S・ドッジ(白幡節子訳)『世界を変えた植物―それはエデンの園から始まった』(八坂書房、1988年)
ピエール・ドニケル(松岡芳隆、松岡慶子共訳)『向精神薬の話―精神薬理学入門』(白水社、1968年)
外山ひとみ『ニッポンの刑務所』(講談社、2010年)
中川恵一「がんのひみつ―日本人とがん」(學士會会報、第880号、106〜118頁、2010年)
長沢栄史監修『日本の毒きのこ』(学習研究社、2003年)
中島祥吉『薬の生い立ち―モルヒネからインターフェロンまで』(薬事日報社、2006年)
長野智子『麻薬の運び屋にされて』(扶桑社、2003年)
中原雄二『薬物乱用の本―覚せい剤からシンナー・大麻まで』(研成社、1983年)
中村希明『薬物依存』(講談社、1993年)
長吉秀夫『大麻入門』(幻冬舎、2009年)
七三一研究会編『細菌戦部隊』(晩聲社、1996年)
鍋島俊隆『脳と心に効く薬を創る』(岩波書店、2004年)
西村佑子『魔女の薬草箱』(山と溪谷社、2006年)
日本公定書協会編『薬事衛生六法2009』(薬事日報社、2009年)
日本薬学会百年史編纂委員会編『日本薬学会百年史』(日本薬学会、1982年)
日本薬学会「特集 麻薬と覚せい剤」(ファルマシア、46巻、9号、825〜880頁、2010年)
日本薬局方解説書編集委員会編『第十五改正日本薬局方解説書』(廣川書店、2006年)
日本薬局方百年史編集委員会編『日本薬局方百年史』(日本公定書協会、1987年)
の原博武『この人 長井長義―ロマンと情熱に生きた薬学の父』(ヒューマン・クリエイティブ、2008年)
D・バチヴァロワ、G・ネデルチェフ(山崎紀美子、川並辰男訳)『毒のはなし』(東京図書、1988年)

洋書林、2007年）
杉山二郎、山崎幹夫『毒の文化史』（学生社、1990年）
鈴木陽子『麻薬取締官』（集英社、2000年）
スティーヴンスン（海保眞夫訳）『ジーキル博士とハイド氏』（岩波書店、1994年）
諏訪邦夫『麻酔の科学（第二版）』（講談社、2010年）
高田明和『脳内麻薬の真実—感情を支配する活性ホルモンとは』（PHP研究所、1996年）
高田公理、栗田靖之、CDI編『嗜好品の文化人類学』（講談社、2004年）
高山一彦『ジャンヌ・ダルク—歴史を生き続ける「聖女」』（岩波書店、2005年）
髙山文彦『麻原彰晃の誕生』（文藝春秋、2006年）
武田邦彦『大麻ヒステリー—思考停止になる日本人』（光文社、2009年）
辰野高司編『対談でつづる昭和の薬学の歩み』（薬業時報社、1994年）
辰野高司『日本の薬学』（薬事日報社、2001年）
田所作太郎『毒と薬と人生』（上毛新聞社、1998年ａ）
田所作太郎『麻薬と覚せい剤—薬物乱用のいろいろ』（星和書店、1998年ｂ）
田中孝雄編『アルコール症』（同朋舎出版、1988年）
譚璐美『阿片の中国史』（新潮社、2005年）
陳舜臣『阿片戦争（上）（中）（下）』（講談社、1967年）
陳舜臣『実録アヘン戦争』（中央公論社、1971年）
A. T. Tu『身のまわりの毒』（東京化学同人、1988年）
A. T. Tu『続 身のまわりの毒』（東京化学同人、1993年）
A. T. Tu『中毒学概論—毒の科学』（じほう、1999年）
A. T. Tu『事件からみた毒—トリカブトからサリンまで』（化学同人、2001年）
M. H. ツェンク、田端守「アヘン—その薬物史と功罪」（*Natural Medicines*, 50巻、86頁、1996年）
塚本洋太郎『花の美術と歴史』（京都書院、1998年）
柘植久慶『麻薬戦争地図』（中央公論社、1996年）
辻川健治「新たな違法ドラッグ：合成カンナビノイド」（ファルマシア、46巻、693頁、2010年）
常石敬一『消えた細菌戦部隊—関東軍第七三一部隊』（筑摩書房、1993年）
常石敬一『医学者たちの組織犯罪—関東軍第七三一部隊』（朝日新聞社、1999年）
常石敬一『20世紀の化学物質—人間が造り出した〝毒物〟』（日本放送出

事通信社、1998年）
厚生労働省医薬食品局監視指導・麻薬対策課『中国製ダイエット用健康食品における健康被害』（2002年７月）
ジャン・コクトー（堀口大學訳）『阿片―或る解毒治療の日記』（角川書店、1952年）
後藤直良『作家と薬』（薬事日報社、2000年）
小林司『心にはたらく薬たち―精神世界を拡げるために』（人文書院、1993年）
小森榮『薬物から家族を守る』（三一書房、1998年）
小森榮『ドラッグ社会への挑戦―身近に起こる薬物乱用との闘い』（丸善、1999年）
小山昇平『日本の毒キノコ150種―初の毒キノコカラー図鑑』（ほおずき書籍、1992年）
酒井和夫『脳内薬品 SSRI』（リヨン社、1997年）
酒井和夫『新しい脳内薬品とのつきあい方―16人の心のカルテ』（リヨン社、1999年）
酒井シヅ編『薬と人間』（スズケン、1982年）
酒井法子『贖罪』（朝日新聞出版、2010年）
佐藤哲彦『覚醒剤の社会史―ドラッグ・ディスコース・統治技術』（東信堂、2006年）
佐藤哲彦『ドラッグの社会学―向精神物質をめぐる作法と社会秩序』（世界思想社、2008年）
佐藤哲彦、清野栄一、吉永嘉明『麻薬とは何か―「禁断の果実」五千年史』（新潮社、2009年）
佐藤有樹『薬物依存症―その恐るべき実態と治療法』（KKベストセラーズ、2000年）
佐藤有樹、山本卓『薬物依存―恐るべき実態と対応策』（KKベストセラーズ、2009年）
佐野眞一『阿片王―満州の夜と霧』（新潮社、2005年）
ジャン－ミシェル・サルマン（池上俊一監修、富樫瓔子訳）『魔女狩り』（創元社、1991年）
澤田康文『しのびよる身近な毒―O157、サリンからダイオキシン…環境ホルモンまで』（羊土社、1998年）
柴田承二監修『図説正倉院薬物』（中央公論新社、2000年）
柴田鉄治『科学事件』（岩波書店、2000年）
澁澤龍彥『毒薬の手帖』（河出書房新社、1984年）
清水籐太郎『日本藥學史』（南山堂、1949年）
シュルテス、ホフマン、レッチュ（鈴木立子訳）『図説快楽植物大全』（東

J. Emsley, P. Fell（渡辺正訳）『からだと化学物質―カフェインのこわさを知ってますか？』（丸善、2001年）
J. Emsley（山崎昶訳）『殺人分子の事件簿―科学捜査が毒殺の真相に迫る』（化学同人、2010年）
相賀徹夫編『原色日本の美術第23巻 陶芸（２）』（小学館、1980年）
大木幸介『脳内麻薬と頭の健康―気分よければ頭もまたよし』（講談社、1988年）
大木幸介『麻薬・脳・文明―物質から精神を解明する』（光文社、1990年）
大熊規矩男『タバコ―この不思議なたのしみ』（社会思想研究会出版部、1961年）
大熊規矩男『日本のタバコ』（社会思想社、1963年）
大原健士郎編『現代のエスプリ No.75　麻薬』（至文堂、1973年）
緒方章『一粒の麦――老薬学者の手記』（廣川書店、1960年）
岡部進『くすりの発明・発見史』（南山堂、2007年）
岡部進『ジキル博士の変身薬』（金芳堂、2010年）
小川鼎三『医学の歴史』（中央公論社、1964年）
小澤光『今の藥昔の藥―退官記念出版』（東北大学薬学部、1978年）
小田晋『キリスト教も幻覚から始まった!?―幻覚と妄想の不思議学』（はまの出版、1988年）
小野好恵編集『カイエ特集・麻薬―人工楽園の神話』（冬樹社、1979年）
尾山力『痛みとのたたかい―現代医学の到達点』（岩波書店、1990年）
貝谷久宣『脳内不安物質』（講談社、1997年）
片田珠美『一億総ガキ社会―「成熟拒否」という病』（光文社、2010年）
金尾清造『長井長義傳』（日本薬学会、1960年）
刈米達夫、木村雄四郎『最新 和漢薬用植物』（廣川書店、1959年）
刈米達夫、小林義雄『有毒植物・有毒キノコ』（廣川書店、1979年）
清原重巨『草木性譜・有毒草木図説』（八坂書房、1989年）：オリジナルはそれぞれ３巻、２巻本として1827年発行
D・S・グッドセル（安田宏訳）『人体の分子の驚異―身体のモーター・マシン・メッセージ』（青土社、1998年）
國枝卓「我が国における薬物乱用の現状と防止対策」（ファルマシア、46巻、９号、865頁、2010年）
久万楽也『麻薬物語』（井上書房、1960年）
L・グリンスプーン、J・B・バカラー（杵渕幸子・妙木浩之訳）『サイケデリック・ドラッグ―向精神物質の科学と文化』（工作舎、2000年）
軍司貞則『麻薬脱出―250万依存者の生と死の闘い』（小学館、2001年）
厚生省医薬安全局毒物劇物研究会編『改訂新版 毒物劇物取扱の手引』（時

参考文献

愛新覚羅浩『流転の王妃の昭和史』（新潮社、1992年）
青柳文雄『日本人の犯罪意識』（中央公論社、1986年）
朝比奈晴世『麻薬』（南江堂、1960年）
天野宏『概説薬の歴史』（薬事日報社、2000年）
天野宏『薬好き日本人のための 薬の雑学事典』（講談社、2009年）
有村朋美『プリズン・ガール』（ポプラ社、2005年）
有吉佐和子『華岡青洲の妻』（新潮社、1970年）
家田荘子『ザ・麻薬』（光文社、1993年）
生田哲『脳と心をあやつる物質』（講談社、1999年）
生田哲『脳に効く快楽のクスリ』（講談社、2000年）
伊佐山芳郎『現代たばこ戦争』（岩波書店、1999年）
伊沢凡人編著『薬学の創成者たち―自伝対談』（研数広文館、1977年）
石川元助『毒薬』（毎日新聞社、1965年）
石川元助『ガマの油からLSDまで』（第三書館、1990年）
石郷岡純「薬物依存の病態と治療」（ファルマシア、34巻、9号、905頁、1998年）
石坂哲夫『くすりの歴史』（日本評論社、1979年）
石坂哲夫『薬学の歴史』（南山堂、1981年）
石田行雄『不老不死と薬―薬を求めた人間の歴史』（築地書館、1992年）
石山昱夫『科学鑑定―ひき逃げ車種からDNAまで』（文藝春秋、1998年）
一戸良行『麻薬の科学』（研成社、1982年）
一戸良行『世紀を超えて広がる「毒」―気の毒・液の毒・固の毒』（研成社、2001年）
井上堯子『乱用薬物の化学』（東京化学同人、2003年）
植木昭和「ネズミの行動にみるマリウァナの作用」、細谷英吉・大村裕編『麻薬と人間』（176頁、時事通信社、1974年）
上野玲『うつは薬では治らない』（文藝春秋、2010年）
植松黎『毒草の誘惑』（講談社、1997年）
宇賀田為吉『タバコの歴史』（岩波書店、1973年）
浦山隆雄「麻薬取締官―薬物乱用の撲滅のために」（ファルマシア、44巻、12号、1183頁、2008年）
梅原寛重『薬草と毒草』（博品社、1998年）
江口圭一『日中アヘン戦争』（岩波書店、1988年）
J. Emsley（渡辺正訳）『化学物質ウラの裏―森を枯らしたのは誰だ』（丸善、1999年）

や

ら

アルファベット

さ

た

索引

あ

か

講談社現代新書　2097

〈麻《ま》薬《やく》〉のすべて

二〇一一年三月二〇日第一刷発行　二〇二一年六月二四日第五刷発行

著　者　船山信次《ふなやましんじ》

発行者　鈴木章一

発行所　株式会社講談社
東京都文京区音羽二丁目一二―二一　郵便番号一一二―八〇〇一
電　話　〇三―五三九五―三五二一　編集（現代新書）
〇三―五三九五―四四一五　販売
〇三―五三九五―三六一五　業務

装幀者　中島英樹

印刷所　株式会社ＫＰＳプロダクツ

製本所　株式会社国宝社

定価はカバーに表示してあります　Printed in Japan

N.D.C.460　282p　18cm
ISBN978-4-06-288097-8

「講談社現代新書」の刊行にあたって

教養は万人が身をもって養い創造すべきものであって、一部の専門家の占有物として、ただ一方的に人々の手もとに配布され伝達されうるものではありません。

しかし、不幸にしてわが国の現状では、教養の重要な養いとなるべき書物は、ほとんど講壇からの天下りや単なる解説に終始し、知識技術を真剣に希求する青少年・学生・一般民衆の根本的な疑問や興味は、けっして十分に答えられ、解きほぐされ、手引きされることがありません。万人の内奥から発した真正の教養への芽ばえが、こうして放置され、むなしく滅びさる運命にゆだねられているのです。

このことは、中・高校だけで教育をおわる人々の成長をはばんでいるだけでなく、大学に進んだり、インテリと目されたりする人々の精神力の健康さえもむしばみ、わが国の文化の実質をまことに脆弱なものにしています。単なる博識以上の根強い思索力・判断力、および確かな技術にささえられた教養を必要とする日本の将来にとって、これは真剣に憂慮されなければならない事態であるといわなければなりません。

わたしたちの「講談社現代新書」は、この事態の克服を意図して計画されたものです。これによってわたしたちは、講壇からの天下りでもなく、単なる解説書でもない、もっぱら万人の魂に生ずる初発的かつ根本的な問題をとらえ、掘り起こし、手引きし、しかも最新の知識への展望を万人に確立させる書物を、新しく世の中に送り出したいと念願しています。

わたしたちは、創業以来民衆を対象とする啓蒙の仕事に専心してきた講談社にとって、これこそもっともふさわしい課題であり、伝統ある出版社としての義務でもあると考えているのです。

一九六四年四月　野間省一

自然科学・医学

心理・精神医学

趣味・芸術・スポーツ

676 酒の話——小泉武夫
874 はじめてのクラシック 黒田恭一
1025 J・S・バッハ——礒山雅
1287 写真美術館へようこそ——飯沢耕太郎
1371 天才になる!——荒木経惟
1381 スポーツ名勝負物語 二宮清純
1404 踏みはずす美術史——森村泰昌
1422 演劇入門——平田オリザ
1454 スポーツとは何か——玉木正之
1499 音楽のヨーロッパ史 上尾信也
1510 最強のプロ野球論——二宮清純
1548 新 ジャズの名演・名盤 後藤雅洋
1653 これがビートルズだ 中山康樹
1657 最強の競馬論——森秀行
1723 演技と演出——平田オリザ
1731 作曲家の発想術——青島広志
1765 科学する麻雀——とつげき東北
1796 和田の130キロ台はなぜ打ちにくいか——佐野真
1808 ジャズの名盤入門——中山康樹
1890 「天才」の育て方——五嶋節
1915 ベートーヴェンの交響曲——金聖響 玉木正之
1941 プロ野球の一流たち 二宮清純
1963 デジカメに1000万画素はいらない たくきよしみつ
1990 ロマン派の交響曲——金聖響 玉木正之
1995 線路を楽しむ鉄道学 今尾恵介
2015 定年からの旅行術——加藤仁
2037 走る意味——金哲彦
2045 マイケル・ジャクソン——西寺郷太
2055 世界の野菜を旅する 玉村豊男
2058 浮世絵は語る——浅野秀剛
2111 ストライカーのつくり方——藤坂ガルシア千鶴
2113 なぜ僕はドキュメンタリーを撮るのか——想田和弘
2118 ゴダールと女たち 四方田犬彦
2132 マーラーの交響曲——金聖響 玉木正之
2161 最高に贅沢なクラシック 許光俊

日本語・日本文化

105 タテ社会の人間関係　中根千枝
293 日本人の意識構造——会田雄次
444 出雲神話——松前健
1193 漢字の字源——阿辻哲次
1200 外国語としての日本語——佐々木瑞枝
1239 武士道とエロス——氏家幹人
1262 「世間」とは何か——阿部謹也
1432 江戸の性風俗——氏家幹人
1448 日本人のしつけは衰退したか——広田照幸
1738 大人のための文章教室　清水義範
1943 なぜ日本人は学ばなくなったのか——齋藤孝
2006 「空気」と「世間」——鴻上尚史
2007 落語論——堀井憲一郎
2013 日本語という外国語　荒川洋平
2033 新編 日本語誤用・慣用小辞典　国広哲弥
2034 性的なことば——井上章一 斎藤光 澁谷知美 三橋順子 編
2067 日本料理の贅沢——神田裕行
2088 温泉をよむ——日本温泉文化研究会
2092 新書 沖縄読本——下川裕治 仲村清司 著・編
2126 日本を滅ぼす〈世間の良識〉——森巣博
2127 ラーメンと愛国——速水健朗
2133 つながる読書術——日垣隆
2137 マンガの遺伝子——斎藤宣彦
2173 日本人のための日本語文法入門——原沢伊都夫
2200 漢字雑談——高島俊男